PraxisWissen

Mentalisieren im psychiatrischen Alltag

Psychiatrie Verlag

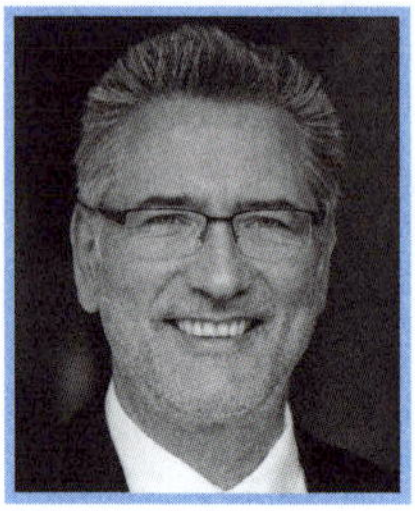

DR. THOMAS BOLM ist Facharzt für Psychotherapeutische Medizin, Facharzt für Psychiatrie und Psychotherapie sowie Gruppenanalytiker. Nach mehreren Leitungstätigkeiten im In- und Ausland ist er seit 2013 Chefarzt von MentaCare, Zentrum für psychische Gesundheit, in Stuttgart.

PraxisWissen

Thomas Bolm

Mentalisieren im psychiatrischen Alltag

Psychiatrie Verlag

Die Reihe **Praxis**Wissen wird herausgegeben von:
Michaela Amering, Andreas Bechdolf, Karsten Giertz, Caroline Gurtner, Klaus Obert, Tobias Teismann und Maike Wagenaar

Thomas Bolm
Mentalisieren im psychiatrischen Alltag
PraxisWissen 16
1. Auflage 2024
ISBN-Print: 978-3-96605-170-5
ISBN epub: 978-3-96605-247-4
ISBN-PDF: 978-3-96605-246-7

Weitere Bücher zu psychiatrischen Störungen finden Sie im Internet:
www.psychiatrie-verlag.de

Bibliografische Information der Deutschen Nationalbibliothek:
Die Deutsche Nationalbibliothek verzeichnet diese Publikation in der Deutschen Nationalbibliografie; detaillierte bibliografische Daten sind im Internet über http://dnb.d-nb.de abrufbar.

Lektorat: Uwe Britten, Eisenach
Umschlagkonzeption und -gestaltung: studio goe, Düsseldorf
Typografiekonzeption: Iga Bielejec, Nierstein
Typografie und Satz: Barbara Hoffmann
Druck und Bindung: Westermann Druck, Zwickau

Mentalisieren im psychiatrischen Alltag

Mentalisieren: Behandlungsergebnisse verbessern – Vorwort

Psychiatrische, psychosomatische und psychotherapeutische Tätigkeiten sind sehr vielfältig. Früher oder später werden die eigenen emotionalen oder kognitiven Grenzen spürbar, auch mit Sicht auf das eigene Erleben und Verhalten. Deshalb gehört es in diesen Berufsfeldern dazu, das eigene Erleben und Verhalten zu reflektieren. Dabei ist die Sicht auf das Mentale wichtig, die Welt der oft nur teilweise bewussten persönlichen Sichtweisen, Gefühle und Bedürfnisse aller Beteiligten. Es geht darum, sich ein differenziertes inneres Bild von dem eigenen psychischen Innenleben, dem anderer und der Beziehungen zueinander zu machen. Dies wird mit dem Begriff »Mentalisieren« zusammengefasst. Doch leider ist das Mentalisieren genau dann, wenn es am nötigsten ist, nämlich unter großer Anspannung und starkem Stress, bei vielen Personen, Gruppen und Teams stark eingeschränkt. Hier kann ein gezieltes Fördern von Mentalisierungsprozessen bei Patientinnen und Patienten sowie bei professionell Helfenden den Therapieerfolg nachhaltig verbessern und die Arbeit für alle Beteiligten befriedigender machen.

Die bisherige Literatur zeigt neben dem Blick auf die philosophischen und wissenschaftlichen Grundlagen des Mentalisierungskonzepts vor allem und auch sehr gut die Haltung und konkrete Interventionstechnik in der Mentalisierungsbasierten Therapie (MBT), also die Anwendung im Rahmen einer spezialisierten intensiven Psychotherapie bei einzelnen Störungsbildern und die Datenlage zur Wirksamkeit. Überzeugend am Mentalisierungsmodell ist, wie wirksam und nachhaltig sich mit seiner Hilfe

Behandlungsprozesse verbessern lassen, wie sich die Grundstimmung zwischen Patienten und Behandlerinnen verändert und wie es nicht nur in der spezialisierten Psychotherapie, sondern auch in sehr viel niederschwelligeren Anwendungsfeldern nutzbringend angewendet werden kann. Das Fördern von Mentalisieren ist in *allen* psychiatrischen Settings hilfreich.

Im Laufe der nunmehr 25-jährigen intensiven Beschäftigung mit dem Mentalisierungsmodell ist mir immer das Gefühl erhalten geblieben, wie praxisnah es entwickelt wurde, gerade auch für die Zusammenarbeit mit nicht intensiv psychotherapeutisch ausgebildeten Berufsgruppen. In unzähligen Schulungen und Seminaren auf Tagungen und vor allem in psychiatrischen und psychosomatischen Kliniken und anderen Behandlungsinstitutionen hat sich mein Eindruck bestätigt, dass vor allem das praktische Training an konkreten Fällen am effektivsten war und ist, manchmal nicht nur im Rollenspiel, sondern sogar unter Beteiligung realer Patienten und Patientinnen.

Das vorliegende Buch soll das Mentalisierungskonzept für ein breites Feld psychiatrisch tätiger Berufsgruppen mithilfe vieler Beispiele plastisch und praxisnah verdeutlichen. Vorausgeschickt werden einige Abschnitte zum Grundverständnis von Haltung und Interventionen, aber dann folgen die daraus abgeleiteten Anregungen für die alltägliche Arbeit. Die Beispiele stammen zum Teil aus meiner eigenen Erfahrung als Behandler und Leiter von Einrichtungen. Zum Teil sind sie auch den Supervisionen und den Berichten von Workshopteilnehmenden entnommen. Teilweise entstammen sie genauen Gesprächsprotokollen, teilweise handelt es sich um ungefähr erinnerte Narrative. Alle Details sind aber immer so verfremdet, dass die Persönlichkeitsrechte aller Beteiligten gewahrt sind.

Dieses Buch ist mit einem Ziel geschrieben: Es soll Behandelnden, Beratenden und Pflegenden Lust auf das Mentalisieren machen. In diesem Sinne wünsche ich mit den oft gehörten Worten meiner MBT-Lehrer Peter Fonagy und Anthony Bateman: Good Mentalizing!

Thomas Bolm, im Frühjahr 2024

Wenn Menschen irren

»Ich habe mal gezählt: In den letzten drei Jahren hatte ich wegen meiner psychischen Erkrankung Kontakte mit zehn Ärzten und Therapeuten. Alle haben immer wieder betont, wie gut sie mich verstehen. Nur einer hat das nie gesagt: Er ist der Einzige, mit dem eine wirkliche Beziehung zustande gekommen ist« (Dörner u. a. 2017, S. 20). In der Psychiatrie stehen heute ganz verschiedene Entwicklungen nebeneinander: Das Verhältnis von biologischer, psychotherapeutisch orientierter und sozialer Psychiatrie wechselt zwischen gegenseitiger Befruchtung, Unverständnis und Ablehnung. Ein letztlich aus der Körpermedizin in die Psychiatrie übertragenes Menschenbild beförderte die fortschreitende Standardisierung der Diagnostik und Behandlung mithilfe biologischer Marker, Leitlinien, Testbatterien und Therapiemanualen. Aus dem Bestreben heraus, wissenschaftlich fundiert die bestmöglichen Behandlungserfolge zu erreichen, hat dieses Vorgehen neben allgemein anzuwendenden Empfehlungen zu einer überraschenden Konsequenz geführt, nämlich der Wiederentdeckung einer *personalisierten* Medizin, also einer auf das jeweilige Individuum abgestimmten Strategie.

Lange Zeit gab es mit der zunehmend neurobiologischen Ausrichtung der akademischen Psychiatrie keinen Platz für eine Sicht auf Menschen als *Beziehungswesen.* Was im einzelnen Gehirn und in der einzelnen Nervenzelle stattfindet, stand im Fokus der meisten dieser Wissenschaftler. Erst mit fortgeschrittenen neurowissenschaftlichen Untersuchungsmethoden wie der funktionellen Bildgebung wurde die Reaktion des Gehirns auf soziale Einflüsse wieder interessant. Auch die Hinweise auf neurobiologische Effekte der Psychotherapie haben in der biologischen Psychiatrie das Potenzial eines *biopsychosozialen Krankheitsverständnisses* wieder gestärkt. > Neurobiologie, Seiten 17, 34 f., 77

Von psychotherapeutischer Seite aus ist seit Langem eine Annäherung an neurobiologische und psychologische Forschung zu verzeichnen, die manche traditionellen psychotherapeutischen Erklärungsmodelle bestätigt. Aus systemischer und schon seit etlichen Jahrzehnten auch aus psychodynamischer Perspektive ist der Schritt von der Einpersonen- zur *Mehrpersonenpsychologie* vollzogen. Ebenso ist bei vielen Kollegen und Kolleginnen inzwischen ein von *Intersubjektivität* (Fonagy & Target 2007) geprägtes Menschenbild vorhanden. Diesem folgend, erlangen Personen – durch ihre subjektive Sicht gefärbt – lediglich begrenztes Wissen über andere Menschen, denn sie haben kein objektivierendes »psychisches Röntgenbild« vom anderen. Sie sind deshalb auf das von diesem anderen ihnen Gesagte und Gezeigte, auf den Austausch angewiesen. Selbst mithilfe diverser Fragebogen oder umfangreicher Gegenübertragungsanalysen bleibt das letztlich so. Deshalb können sich Menschen im anderen irren oder im Extremfall von ihm sogar aktiv getäuscht werden. Das gilt auch für die eigene Person, zum Beispiel wenn die Rede ist vom »sich etwas vormachen« oder »sich über etwas hinwegtäuschen« oder wenn das Selbstbild infrage gestellt werden muss. Die eigene Person, das eigene Leben und andere Menschen werden *subjektiv* erfahren.

INTERSUBJEKTIVITÄT Die Schlussfolgerung aus der Anerkennung der Intersubjektivität ist nicht nur, dass wir, allgemein gesprochen, alle Irrende sind. Vielmehr hat sich die Bedeutung des Buchtitels *Irren ist menschlich* (Dörner u. a. 2017) erweitert.

Gekoppelt an die menschliche Individualität und an den subjektiven Ausgangspunkt von Erkenntnis macht im heutigen Verständnis das Irren einen untrennbaren Teil des Menschseins aus. Man kann sogar so weit gehen, zu sagen, dass einige psychische Erkrankungen, bei denen sich die Betroffenen in Bezug zu ihrer Umwelt oder in ihrem Menschsein als verstörend verändert erleben, zentral damit verbunden sind, dass sie sich keinen Irrtum mehr zugestehen. Stattdessen meinen sie, objektiv über sich oder andere Bescheid zu wissen. Man denke in diesem Zusammenhang nur an wahnhafte Erkrankungen, an depressive Überzeugungen, an katastrophisierende Gedanken bei Posttraumatischen Belastungsstörungen, bei Angst- und Zwangsstörungen, an wütende Attacken mancher persönlichkeitsgestörter Personen oder an die Körperwahrnehmung bei der Anorexie. Die eigene Sicht ist für die Betroffenen zumindest in den angespannten Momenten »objektiv« und zudem eine mehr oder minder unverrückbare Wahrheit. In ihrer Sicht auf das Geschehen gibt es zeitweise keinen Platz für andere Perspektiven und Interpretationen. Die Fähigkeit zum Mentalisieren ist verloren gegangen.

Mentalisieren – eine komplexe Funktion für komplexe Situationen

Die Londoner Arbeitsgruppe um Peter Fonagy (Bateman & Fonagy 2004; Fonagy u. a. 2002) war seit Mitte der 1990er-Jahre Ausgangspunkt für die Konzeptausarbeitung und für Forschungen zum Mentalisieren. Im Englischen meint »mental« etwas Ähnliches wie im Deutschen »psychisch«. Mentalisieren umfasst aber neben dem unmittelbaren psychischen Geschehen auch eine Metaebene, eine innerpsychisch verankerte Theoriebildung über das Psychische (»Theory of Mind«, initiiert durch Baron-Cohen u. a. 1985), denn beim Mentalisieren wird ein inneres Bild von den psychischen Zuständen und Vorgängen entworfen, die das Erleben und Verhalten bei einem selbst und bei anderen bestimmen. Das bedeutet nicht nur, das unmittelbar Beobachtbare zu betrachten und zu interpretieren, sondern auch die dahinterliegende »mentale« Ebene von Gedanken, Gefühlen, Bedürfnissen, Wünschen und Motivationen sowie die Art und Weise, wie diese psychische Ebene funktioniert – bei einem selbst und bei anderen.

DEFINITION Mentalisieren ist die Fähigkeit, das eigene Denken, Fühlen und Handeln mit differenzierten inneren Vorstellungen darüber zu verbinden, wie die eigene Psyche, die einer anderen Person und die Beziehungen zueinander funktionieren. Mentalisieren ist aber keinesfalls eine rein kognitive Leistung, sondern schließt auch die gesamte Gefühlswelt, die Fähigkeit zum Erleben und Interpretieren von Körperempfindungen sowie den Umgang mit der Außenwelt, insbesondere die Beziehungsgestaltung, mit ein.

Mentalisieren richtet sich sowohl auf die eigene Person als auch auf andere und erlaubt dadurch Perspektivwechsel. Ein griffiges Schlagwort hierfür ist »Playing with reality« (Fonagy & Target 1996). Mentalisieren erlaubt es, sich selbst auch einmal von außen zu betrachten und sich in den anderen hineinversetzen zu können. Eigene Gefühle, Bedürfnisse und Impulse, aber auch körperliches Erleben werden »mentalisierend« wahrgenommen. Dadurch können sie so reguliert und moduliert werden, dass sie in komplexen und stressigen sozialen Interaktionen unterstützen und nicht etwa behindern.

Energie und Selbstbewusstsein entstehen aus dem Gefühl heraus, nicht in den eigenen dysfunktionalen Mustern gefangen zu sein. Auch das Denken, Fühlen und Handeln anderer Personen kann durch Verstehen der verursachenden mentalen Prozesse besser nachvollzogen, eventuell auch vorhergesagt oder mit den eigenen Erlebens- und Verhaltensweisen in Bezug gesetzt werden. Dabei kann die Perspektive des Gegenübers erklärt und empathisch geteilt werden, ohne dabei den Blick auf das Eigene zu verlieren. Dadurch entsteht Raum für neue Erfahrungen, statt immer wieder dieselben »Beziehungsfallen« miteinander zu wiederholen. Mentalisierung bewirkt also:

- neugierig zu bleiben den eigenen Gefühlen, Gedanken und Absichten gegenüber sowie anderen Personen Aufmerksamkeit zu widmen;
- sich klarzumachen, wie das eigene Denken und Fühlen abläuft, aber auch, wie die Psyche anderer funktioniert;
- eigenes und fremdes Erleben und Verhalten besser zu verstehen, Perspektiven wechseln, spielerisch und kreativ sein zu können;
- sich selbst »von außen« sehen und sich in den anderen hineinversetzen zu können.

Marie-Louise Althoff (2017, S. 18) hat an einer Alltagsszene verdeutlicht, wie Mentalisieren in Gang kommt:

BEISPIEL

»Stellen Sie sich vor, Sie beobachten in einem Café ein Paar, das sich in einem lautstarken Wortwechsel befindet. Sie können die Worte nicht verstehen, weil die beiden eine fremde Sprache sprechen. Sie beobachten heftiges Gestikulieren und ernste Mienen. Was denken und fühlen Sie? Sie vermuten vielleicht, dass die beiden sich streiten und unterschiedliche Positionen haben. So weit lässt sich die Vermutung erst einmal aus dem beobachtbaren Verhalten, den Zeichen ableiten. Aber es kann sein, dass sich bei Ihnen automatisch Vermutungen über die inneren Zustände der beiden Personen einstellen und Sie selbst Gefühle entwickeln, von denen Sie denken, dass sie den Gefühlen der beiden entsprechen könnten. Es könnte sein, dass Sie denken, dass das Paar sich in einer Krise befindet und dass Sie Gefühle von Traurigkeit, Angst empfinden und sich Erinnerungen an selbst erlebte Konfliktsituationen einstellen. Dann lächeln beide Partner von einer Sekunde zur anderen; sie stehen auf, nehmen sich in den Arm und gehen Hand in Hand aus dem Café. Sie bleiben verwirrt zurück, und wenn Sie Glück haben, klärt Sie ein Sprachkundiger darüber auf, dass die beiden keinen partnerschaftlichen Streit oder gar eine Krise hatten, sondern einen Disput über das, was Mentalisierung eigentlich meint, geführt haben. Mentalisieren ist im Alltag allgegenwärtig und stellt sich normalerweise auch automatisch ein, so wie Sie in dem Café sich sofort und ohne bewusste Absicht vorgestellt haben, was wohl los sei.«

Beispiele für Mentalisieren im psychiatrischen Alltag sind:

- einen Mitpatienten zu trösten,
- zwischen Berufsgruppen zu vermitteln,
- einen Irrtum bei der Einschätzung der Problematik einzugestehen,

- sich eine Kritik an der Behandlung auch aus der Perspektive des unzufriedenen Patienten anschauen zu können,
- ein Gruppenereignis mit der individuellen Vorgeschichte Einzelner oder mit den letzten Gruppensitzungen in Verbindung zu bringen.

Im deutschsprachigen Bereich wurde und wird das Mentalisierungskonzept seit 2004 (Bolm 2007 a; Bolm u. a. 2006) von verschiedenen Arbeitsgruppen umgesetzt, verbreitet und zum Teil weiterentwickelt (Bolm 2009 b, 2014 b, 20152021 b; Kirsch u. a. 2016; Schultz-Venrath 2022; Taubner 2015).

Die Entwicklung der Mentalisierungsfähigkeit

Menschen, wie alle Säugetiere, haben in ihrer Kindheit ein enges Verhältnis zu ihren Eltern, besonders zur Mutter. Dabei geht es um körperliche Nähe, um Nahrung, Wärme, Sicherheit und emotionale Geborgenheit. Doch mit zunehmender Mobilität wird diese Nähe immer öfter vom Kind verlassen. Dann geht es um das Lernen, wie der Umgang mit der Umwelt auch mit Abstand zu den Eltern gelingen kann. Ein Teil dieses Wissens wird im direkten Kontakt mit und von den Eltern oder anderen Personen aus dem sozialen Umfeld erlernt. Ebenso wichtig ist dabei das eigenständige Sich-Entfernen und Sich-Ausprobieren des Kindes. Doch bei Verunsicherung, gar Gefahr wird – über den Affekt Angst vermittelt – reflexhaft wieder die körperliche Nähe zu den Eltern gesucht.

Die Präsenz der Eltern ermöglicht dem Kleinkind neben physischem Schutz auch das Erleben ihrer Resonanz in einer Situation. Die elterliche Reaktion gibt dem Kind eine Orientierung, wie ernst die Lage ist, was sie für eine Vorstellung von der Psyche des Kindes haben und was sie ihm zutrauen, aber auch, wie bezogen und feinfühlig die Eltern sind. Damit versorgt, verhält sich das Kind entsprechend, es beginnt aufs Neue seine Expedition von den Eltern weg oder aber bleibt lieber in ihrer Nähe.

Die Mentalisierungsfähigkeit wächst überwiegend *erfahrungsabhängig*, und zwar vor allem in den ersten fünf Lebensjahren. Dieser Prozess ist am Ende der Adoleszenz zum größten Teil abgeschlossen, bleibt aber weiterhin für korrigierende Erfahrungen zugänglich.

Die Entwicklung der Mentalisierungsfähigkeit wird gefördert durch hinreichend präsente, verlässliche und gut eingestimmte Bezugspersonen, meist die Eltern. Diese müssen allerdings in der Lage sein, sich hinreichend mentalisierungsförderlich zu verhalten. Sehr kurz und vereinfacht zusammengefasst, kann gesagt werden, dass die Kinder nicht lange andauernd unter massiver psychosozialer Überforderung, zum Beispiel wegen einer schweren psychischen Erkrankung der Eltern oder anderen schwierigen Lebensumständen, leiden sollten, sodass eine gute Feinabstimmung und ein lebendiger Austausch mit dem Kind möglich sind.

Innere Repräsentanzen

Eltern sollten eine hinreichende Fähigkeit zum Mentalisieren mitbringen und diese im Umgang mit ihrem Kind auch zeigen können. Kurz andauernde Mentalisierungsstörungen kommen in jeder Familie vor und werden in den allermeisten Situationen schon bald wieder aufgelöst. Dann erlebt ein Kind seine Eltern wieder präsent und offen für seine Perspektive und Bedürfnisse. Dadurch vermitteln die elterliche Empathie und Resonanz auf das Kind nicht nur Verbundenheit, sondern auch Modulationsfähigkeit und Selbstwirksamkeitserleben angesichts von Stress. Diese sich ständig wiederholenden Erfahrungen werden mit der Zeit als sogenannte *innere Repräsentanzen* verinnerlicht und können dem Kind als sichere Basis für den Umgang mit künftigen irritierenden oder belastenden Erfahrungen dienen. Die elterliche Mentalisierungsförderung übt damit für das Kind einen nachhaltig protektiven Einfluss im Sinne der Resilienzförderung aus.

Eine alltägliche Situation soll den elterlichen Einfluss auf das Mentalisieren des Kindes verdeutlichen:

BEISPIEL

Sohn, *zehn Jahre alt, kommt weinend von der Schule nach Hause:* »Papa, der Max hat mich gehauen und mir den Füller weggenommen!«

Vater: »Das klingt ja heftig! Komm mal her und setz dich zu mir. Erzähl mal: Was ist denn passiert?«

Sohn, *weint weiter:* »Der war so fies zu mir, erst hat er mich dauernd genervt, dann gab's Streit, und dann hat er mich gehauen.«

Vater nimmt ihn in den Arm, Sohn weint aufgelöst weiter.

Sohn: »Der Max ist einfach so gemein!«

Vater: »Weißt du was? Ich hol uns jetzt mal einen Tee, und dann erzählst du's mir genau, okay?« *Er kommt mit zwei Teetassen zurück.* »So, jetzt mal eins nach dem anderen. Der Max ist doch eigentlich dein Freund, oder? Wie kam es denn zu eurem Streit?«

Sohn, *nach einem Schluck Tee:* »Das war in Deutsch, ich hatte meinen Füller vergessen und Max hat mir seinen gegeben.«

Vater: »Das klingt aber nett. Für meinen Freund hätte ich das auch gemacht.«

Sohn: »Ja, aber …« *Fängt wieder an zu weinen.* »Der ist so gemein, der ist nicht mehr mein Freund!«

Vater: »Das muss ja schlimm weitergegangen sein, wenn der eigene Freund einen schlägt …«

Sohn: »Irgendwann wollte er den Füller wiederhaben, aber ich war noch gar nicht fertig mit Schreiben. Und dann hat er immer wieder gesagt, ich soll ihm endlich den Stift wiedergeben. Der Max ist einfach blöd!«

Vater: »Wenn ich an deiner Stelle gewesen wäre, da wäre ich ziemlich unter Druck gewesen, um ganz schnell meinen Text fertigzukriegen.«

Sohn: »Ja, darum konnte ich gar nicht mehr richtig schreiben, ich war so sauer. Als der Max seine Hand nach dem Füller ausgestreckt hat, habe ich ihn zur Seite gedrückt.«

Vater: »So unter Druck machen wir alle ja manchmal was, was uns hinterher leidtut.«

Sohn: »Ja, tut mir auch leid. Aber er darf mich doch nicht einfach so hauen!«
Vater: »Das finde ich auch.«

Sohn wirkt entspannter.

Vater: »Hast du denn eine Ahnung, warum das Max das gemacht hat?«
Sohn: »Der war bestimmt auch sauer auf mich, er konnte ja gar nichts mitschreiben.«
Vater: »Das war also richtig übel für euch beide?«
Sohn: »Ja, und er hätte mir ja den Füller gar nicht ausleihen müssen.«
Vater: »Stimmt. Was meinst du, wie das für ihn und für dich wäre, wenn du dich für den Füller bedankst und ihr euch beide für euer Verhalten beim anderen entschuldigt?«
Sohn *seufzt:* »Dann könnten wir wieder Freunde sein.«

Wenn es im weiteren Leben zu stressvollen Situationen und zum Anstieg der Anspannung kommt, hängt die Mentalisierungsfähigkeit und damit auch die Fähigkeit zum kreativen Problemlösen von der Zugänglichkeit der verinnerlichten, Sicherheit vermittelnden Repräsentanzen ab. Sie können das Stressniveau wieder auf ein Maß reduzieren, das differenzierte Wahrnehmung und Nachdenken ermöglicht. Übersteigt die Anspannung jedoch ein bewältigbares Niveau, wie bei extremer Angst oder anderen massiven Gefühlsüberflutungen, dann werden Menschen »kopflos«, »wissen nicht mehr, wo oben und unten ist«, sind »ganz außer sich«. Wahrnehmung und Interpretation der Realität werden holzschnittartig, manchmal auch grob verzerrt. Automatisch bekommen stereotype, nicht hinterfragte Sichtweisen die Oberhand. Dann werden Außenstehende benötigt, deren Präsenz und Handeln Sicherheit vermitteln, beruhigen und den Zugang zur Mentalisierungsfähigkeit wieder erleichtern können. Ist jedoch niemand verfügbar, so entsteht existenzielle Not.

HIRNAREALE Tobias Nolte und Kollegen (2010) haben ein neurobiologisch untermauertes Modell entworfen, das die Art des Mentalisierens mit der Anspannung und den beteiligten Hirnarealen verknüpft. So sind beim impliziten, automatischen und schnellen (Prä-)Mentalisieren unter hoher Anspannung der posteriore Kortex und subkortikale Areale aktiv. Dagegen ist beim expliziten, sehr differenzierten, aber langsameren Mentalisieren vor allem der präfrontale Kortex beteiligt. Mit zunehmender Anspannung verschiebt sich die neuronale Aktivität vom präfrontalen zum posterioren Kortex und tritt als automatisches und wenig differenzierendes Mentalisieren in Erscheinung. Im Rahmen der Evolution hat sich diese Fähigkeiten zum schnellen Reagieren auf Gefahr erhalten.

Wenn der posteriore Kortex und tiefer liegende Hirnregionen sehr schnell und mit ihren einfachen Entscheidungen dominieren, geht es häufig um Kampf oder Flucht oder, wenn beides nicht möglich ist, um ein Sich-Totstellen. Die komplexeren Fähigkeiten des präfrontalen Kortex sind meist erst wieder zugänglich und auch vorherrschend, wenn die Anspannung abgeklungen ist. Lebenserfahrungen können allerdings den Umschlagpunkt zwischen beiden Systemen verändern. Das kann sowohl in Richtung erniedrigter Alarmschwelle als auch erhöhter Stressresistenz erfolgen.

Die Mentalisierungsfähigkeit wird insbesondere in den ersten Lebensjahren angelegt, sie bleibt allerdings auch im weiteren Lebensprozess veränderbar.

Der Äquivalenz-, der teleologische, der Als-ob- und der reflektierende Modus

Die Entwicklung der Mentalisierungsfähigkeit ist ein dynamischer Prozess. Auch wenn dieser mit zunehmendem Erwachsenwerden an Tempo nachlässt, so gibt es doch über die gesamte Lebensspanne hinweg zum Teil schnelle Wechsel in der Qualität des Mentalisierens. Das reicht von massiven Beeinträchtigungen der gesamten Mentalisierungsfähigkeit bis hin zu Ausfällen einzelner Teilqualitäten. Entscheidend für das Ausmaß dieser Störungen sind die biografisch gewachsene Grundausstattung an stabiler Mentalisierungsfähigkeit, die aktuell herausfordernde Situation, zum Beispiel soziale Probleme, psychische oder körperliche Krankheit, Hunger, Krieg und vieles andere mehr, außerdem die Verfügbarkeit stärkender Ressourcen.

Die Frage nach der Mentalisierungsfähigkeit berührt direkt die Persönlichkeit und bei professionell Helfenden die fachliche Qualifikation, denn keiner ist in der Arbeit mit schwer psychisch oder psychosomatisch beeinträchtigten Personen davor gefeit, seine Mentalisierungsfähigkeit zumindest zeitweise oder partiell zu verlieren. Erfahrene Behandelnde und Pflegende wissen das.

Die Art des Mentalisierens bzw. seiner Vorstufen lässt sich in mehrere charakteristische Typen oder Modi aufteilen. Diese Einordnung hilft dabei, den momentanen psychischen Zustand und den Spielraum einer Person oder einer Gruppe zu verstehen und bei der Behandlung zu berücksichtigen. In der Realität finden sich aber nicht selten Überlappungen oder Mischtypen dieser Modi.

ABBILDUNG 1

Die vier Modi der Realitätswahrnehmung

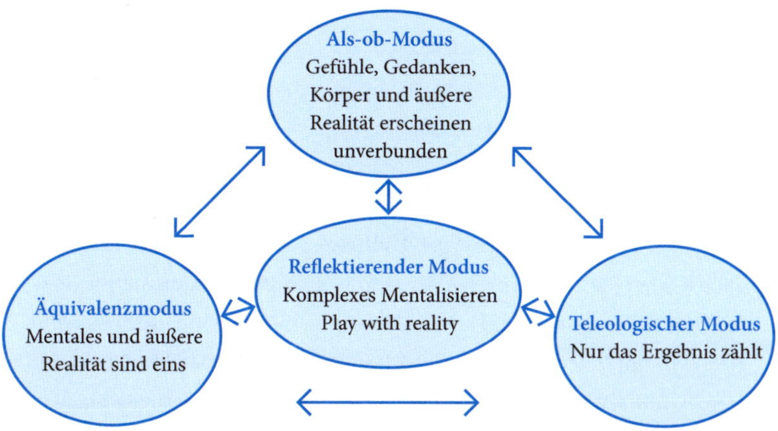

Äquivalenz-, teleologischer, Als-ob- und reflektierender Modus wechseln einander ab, und zwar je nach äußerer oder innerpsychischer Situation. Sie sind aber auch kulturell geprägt und können ganz unterschiedlich erwünscht sein, zum Beispiel kommt der Als-ob-Modus bei bestimmten rituellen Trancezuständen vor oder im lange gepflegten Zerrbild vom »Indianer«, der vermeintlich keinen Schmerz kennt.

Überschäumende Fantasie und auch Dissoziationen können in bestimmten Lebenslagen funktionell sein. Über die Krankheitswertigkeit entscheidet der Grad der resultierenden Alltagsbeeinträchtigung. Die wiederum ist nicht nur von der direkt betroffenen Person abhängig, auch das Ausmaß sozialer Unterstützung bestimmt den Spielraum für regressive, mentalisierungsgeminderte Zustände.

ÄQUIVALENZMODUS Als Äquivalenzmodus wird im Mentalisierungskonzept die Wahrnehmung und Interpretation der Realität bezeichnet, bei der psychische Prozesse wie Fantasien, Erinnerungen oder einfach nur Gedanken mit der äußeren Realität oder einer »objektiven« Wahrheit gleichgesetzt werden. In diesem Modus können die Innenwelt und die äußere Realität in ihrer Bedeutung nicht voneinander unterschieden und dadurch auch nicht relativiert werden.

Die eigene Realitätswahrnehmung und deren Deutung wird für die objektive und für die einzig richtige Sichtweise gehalten. Typische Gedanken im Äquivalenzmodus sind: »Es gibt nur (m)eine Wahrheit!« und »Was ich fühle, das ist so!«. Im Äquivalenzmodus schlagen die Erfahrungen der äußeren Realität ungefiltert in die innere Welt durch, ohne Modulation durch eine relativierende innere Repräsentanz.

In umgekehrter Richtung lässt diese Unmittelbarkeit, nämlich völlig überzeugt zu sein vom alleinigen Wahrheitsgehalt des eigenen Erlebens, auch keinen Platz für das relativierende Wissen um Phänomene wie Subjektivität, Täuschung oder Fantasie. So wie beim Kleinkind das fantasierte Krokodil unter dem Bett von den Eltern aus dem Kinderzimmer verjagt werden muss, weil das Kind sich noch keinen Begriff von Fantasie machen kann, benötigt ein verzweifelter Erwachsener im Äquivalenzmodus eine konkrete, unmittelbar erfahrbare Reaktion auf seine (innere) Not. Das weist darauf hin, dass der Äquivalenzmodus häufig in Kombination mit dem teleologischen Modus auftritt, wie das folgende Beispiel aus dem pflegerischen Alltag zeigt. > Weltwahrnehmung, Seiten 37, 53 ff., 65

BEISPIEL

Patientin: »Frau N., gestern waren die wieder da, ausgerechnet beim Essen!«

Pflegerin: »Wer war da?«

Patientin: »Na, die, Sie wissen schon, die hinter mir her sind. Hier sind sie überall. Mir hat's richtig die Kehle zugeschnürt. Haben Sie das nicht gemerkt gestern, als Sie den Essenswagen reingebracht haben?«

Pflegerin: »Ich hatte schon überlegt, ob es Ihnen nicht gut ging, weil Sie nichts gegessen haben.«

Patientin: »Ich habe eine solche Angst gehabt, jeder weiß doch, wer die sind und was die mit einem machen.«

Pflegerin: »Frau P., es tut mir leid, dass ich nicht gleich gemerkt habe, was für eine Angst Sie gestern ausgestanden haben. Wünschen Sie sich, dass ich heute Mittag bei Ihnen bleibe?«

Patientin: »Ja, wenn Sie da sind, trauen die sich nicht ran.«

Hätte die Pflegerin nicht so gut mentalisieren können, dann hätte sie eventuell gedacht, dass die Patientin dazu in der Lage ist, ihr Realitätserleben infrage zu stellen. Sie könnte so handeln, als ob die Patientin ein Gespür oder sogar ein Wissen hätte, dass es sich bei der Bedrohung nur um eine innerpsychische Realität handelt. Dann würde sie versuchen, die Patientin zu überzeugen, dass es sich um den Ausdruck der Erkrankung handelt, dass es die bedrohlichen anderen in diesem Moment gar nicht gibt, dass sich die Patientin das nur so vorstellt, oder ähnliche Versuche, etwas zur Entängstigung zu sagen. Damit würde sie die Patientin sicher nicht erreichen, und indem sie ihr die Gültigkeit des eigenen Realitätserlebens abspräche, würde sie eventuell einen Anlass dafür liefern, dass sich paranoide Ängste der Patientin auch auf sie ausweiten. Fachlich erfahren, wie sie ist, weiß sie, dass die Patientin in diesem Moment sicherlich nicht in der Lage ist, ihre paranoiden Ängste und vermutlich auch Halluzinationen als mentale Schöpfungen und nicht der äußeren Realität entsprechend zu erkennen oder sich davon überzeugen zu lassen.

Womit die Pflegerin aber mitempfinden kann, ist deren große Angst und deren Bedürfnis nach Beistand. Sie kann die Emotion mentalisieren und merken, was die Patientin jetzt benötigt. Darauf geht sie mit einem konkreten Hilfeangebot ein und signalisiert Verständnis und Hilfsbereitschaft, ohne die psychotischen Inhalte zu bestätigen.

TELEOLOGISCHER MODUS Mit dem teleologischen Modus ist eine Realitätswahrnehmung und -interpretation gemeint, bei der nur zählt, was unmittelbar erfahrbar ist, als Ergebnis konkreter Aktionen. Die Bezeichnung leitet sich vom altgriechischen »telos« ab, was so viel wie Endzweck oder Ziel bedeutet. Nur etwas Physisches oder das unmittelbar erlebte Ergebnis einer Aktion zählt. Aus diesem Erleben werden direkt die Intentionen der Handelnden abgeleitet. »Mein Therapeut will mir nicht helfen, sonst würde er bei mir eine Ausnahme machen und mich auch am Wochenende sehen.« Im Erleben gibt es zwischen einem Wunsch oder einem Bedürfnis einerseits und einer Handlung andererseits keinen psychischen Zwischenbereich von Ambivalenzen oder komplexen Abwägungen. Teleologisch erlebende Menschen empfinden oft große Not, weil sie sich innere Zustände und Absichten des Gegenübers nicht empathisch vergegenwärtigen können, sondern zur Interpretation auf dessen konkrete Aktionen angewiesen sind.

Wenn Not im teleologischen Modus erlebt wird, muss aus einem Gefühl existenzieller Abhängigkeit eine andere Person mit allen Mitteln zu einer Aktion gebracht werden, die als Rettung angenommen wird. Vom Gegenüber wird das oft als Manipulation empfunden und kann auch auf therapeutischer Seite in den teleologischen Modus und zu viel Unmut führen. Dann geht aus eigener Anspannung heraus die Fähigkeit verloren, einmal aus der Perspektive dieses Patienten die Situation zu betrachten. Das Mentalisieren hilft in solchen Fällen dabei, herauszufinden, welche Intervention für ihn zugänglich und annehmbar ist. Ein Beispiel aus der Sozialarbeitersprechstunde zeigt einiges davon:

BEISPIEL

Sozialarbeiter: »Frau M., was ist mit Ihnen? Sie können ja heute gar nicht ruhig sitzen bleiben.«

Patientin: »Sie können sich nicht vorstellen, was passiert ist. Gestern Abend um 9 Uhr hat mich mein Chef auf dem Handy angerufen, aus heiterem Himmel. Sie wissen schon, der mich zwei Jahre lang gemobbt hat. Der weiß doch, dass ich in der Klinik bin.«

Sozialarbeiter: »Uff, da hat er Sie ziemlich überrumpelt.«

Patientin: »Ich wusste gar nicht, was ich sagen sollte, ich konnte nicht mehr klar denken. Da hat er aufgelegt.« *Weint jetzt.* »Wenn ich wieder mehr mit ihm zu tun kriege, geht's mir gleich wieder so schlecht wie am Anfang hier. Ich weiß, der will mich fertigmachen, sonst hätte er mich doch nicht angerufen! Ich weiß keinen Ausweg mehr.«

Sozialarbeiter: »Das würde ich sehr schade finden, denn wir hatten doch in den letzten zwei Wochen so gut vorbereitet, was Sie ihm sagen möchten. Aber Sie sagen ja, Sie konnten gar nicht. Das erschreckt mich, weil ich wohl völlig unterschätzt habe, wie lähmend die Situation für Sie sein kann. Besonders, wenn Sie so angewiesen auf ein Entgegenkommen Ihres Chefs sind.«

Patientin: »Stimmt. Ja, also was nützt mir das alles hier, die ganze Vorbereitung, das Aufschreiben, das Rollenspiel?! Ich habe gar nichts davon rausgebracht, es hat alles keinen Zweck. Wenn er sich nicht anders verhält, weiß ich überhaupt nicht, wie ich weitermachen soll. Dann kann ich mich ja auch gleich …«

Sozialarbeiter: »Sie meinen umbringen?«

Patientin: »Ja.«

Sozialarbeiter: »Mich hat es auch enttäuscht und geärgert, dass in dem Moment die ganze Vorbereitung nicht abrufbar war. Aber es würde mir noch viel mehr ausmachen, wenn Sie sich umbringen, dann wäre ja wirklich alles umsonst gewesen!«

Patientin schweigt und überlegt.

Sozialarbeiter: »Ich muss mal ganz dumm fragen: Sind denn unsere Pläne auch jetzt immer noch wie weggeblasen aus Ihrem Kopf?«

Patientin, *ärgerlich:* »Natürlich nicht, was denken Sie denn von mir? Mir ist alles vor Augen, jedes Argument. Aber das ist ja das Schlimme, wenn's drauf ankommt, kriege ich es nicht hin, dass er meine Meinung anhört und etwas ändert. *Sie* müssen da anrufen und ihm mal die Meinung sagen, auf Sie hört er vielleicht!«

Sozialarbeiter: »Na ja, wenn er so ist, wie Sie ihn beschreiben, weiß ich nicht, ob es mir besser als Ihnen ergeht. Aber ich merke, dass Sie den Schritt im Moment allein nicht schaffen. Was mich beeindruckt ist, dass Ihnen jetzt mit Abstand und wenn wir heute hier zusammensitzen, vieles, was Sie sich erarbeitet haben, wieder ganz präsent ist.«

Patientin: »Und was soll ich jetzt machen?«

Sozialarbeiter: »Toll wäre es, wenn Sie aus der Lähmung herauskommen, selbst wieder die Zügel in die Hand nehmen und den Kontakt zu ihm aufnehmen.« *Beide schweigen und überlegen.* »Was halten Sie denn davon, wenn ich danebensitze, wenn Sie Ihren Chef anrufen, als Telefonkonferenz? Dann kann ich auch mitbekommen, wie er sich Ihnen gegenüber verhält, und Sie können sich darauf verlassen, dass ich mich einschalte, wenn Sie nicht weiterwissen.«

Patientin, *halb mürrisch, halb vorsichtig freundlich schauend:* »Na gut, versuchen wir's so.«

Erkennbar erlebt sich diese Patientin bei Begegnungen mit ihrem Chef grenzüberschreitend behandelt und sehr verletzt. Daraus schließt sie, dass er sie »fertigmachen will«. Das kann zwar, muss aber nicht so sein, es ist eine Annahme auf der Basis des eigenen Erlebens (teleologisch). Der Sozialarbeiter hält sich dagegen noch etwas offen, wie er diesen Chef einschätzt. Doch verletzt, wie die Patientin ist, kommt eine andere Interpretation für sie nicht infrage (Äquivalenz). Auch für sich selbst sieht sie nur Sinn in Handlungen, mit denen sie eine konkrete Verhaltensänderung beim Chef bewirken kann. Da sie sich selbst dem nicht gewachsen sieht, soll der Sozialarbeiter jetzt aktiv werden – mit demselben Anspruch!

ALS-OB-MODUS Vom Als-ob-Modus ist die Rede, wenn bei einer Person Realitätsaspekte oder Selbstanteile unverbunden nebeneinanderstehen oder nur teilweise wahrgenommen werden. Beispiele hierfür sind dissoziative Symptome, zum Beispiel Depersonalisationen, oder auch ein fortgesetztes Rationalisieren oder Psychologisieren, das keine nachhaltige Weiterentwicklung der Ich-Funktionen zur Folge hat.

So können sich Patientinnen und Patienten an die Vorlieben und den Sprachgebrauch von Pflegenden und Behandelnden anpassen und eventuell als »vorbildlich« verkannt und dadurch falsch behandelt werden. Es gibt Konstellationen, in denen jede therapeutische Äußerung für diese Art von Anpassung benutzt wird. Wenn dies unerkannt bleibt, ist jede nachhaltige Wirkung der Therapie über diese angepasste Zeit hinaus infrage gestellt.

Als Beispiel für die große Schwierigkeit, damit umzugehen, dient ein Ausschnitt aus der Mitte einer Behandlungssitzung im Rahmen einer schon fortgeschrittenen Zusammenarbeit. Die Therapeutin – verschiedenster Berufsgruppen – erkennt bereits, was die Gefahr ist, findet aber aus dem Teufelskreis keinen Ausweg. Am Schluss fühlen sich beide ohnmächtig.

BEISPIEL

Therapeutin: »Wenn wir miteinander sprechen, habe ich immer den Eindruck gehabt, es läuft gut, und so ging es mir auch letzte Woche. Aber dann kommen Sie heute wieder in die Sitzung und nichts hat sich getan. Irgendetwas verbirgt sich dahinter, was ich noch nicht verstehe.«

Patientin: »Ja, genau so. Was Sie da zuletzt gesagt haben, das ist es! So geht das immer, genau! Da steckt etwas dahinter. Da fällt mir ein, Sie haben doch neulich auch gesagt, dass mein Zustand mit meiner Mutter zu tun haben könnte, da hatte ich auch wieder das Gefühl, Sie bringen es auf den Punkt. Da muss ich jetzt dran denken, denn meine Mutter hat mich nie verstanden. Bei Ihnen ist das völlig anders.«

Therapeutin *ist emotional weniger bei der Patientin als bei der eigenen Unzufriedenheit*: »Wenn ich das höre, wird mir etwas unwohl. Ich weiß nicht, ob Sie es überhört haben, aber ich verstehe einfach noch nicht gut genug, was innerlich in Ihnen geschieht, sodass unsere Gespräche letztlich kaum Einfluss auf Ihr Verhalten haben. Zum Beispiel jetzt gerade wieder.«

Patientin, *etwas schalkhaft*: »Ja, *Sie* lassen sich nicht täuschen. Sie sind die erste Therapeutin, der ich nichts vormachen kann. Das habe ich bisher bei jedem und jeder geschafft. Endlich kann ich mal jemandem vertrauen. Sie würden mir sagen, wenn ich wieder so drüberwegrede.«

Therapeutin, *leicht genervt*: »Und genau das sage ich Ihnen jetzt. Ich habe eben zwei Ansätze dazu gemacht, und Sie sind beide Male darüber weggegangen. Dann bin jetzt auch ich so jemand, mit der Sie nicht weiterkommen.«

Patientin *weint*: »Was soll ich denn noch machen? Ich versuche doch schon alles. Aber wahrscheinlich ist es das einzig Richtige, dass Sie mich so damit konfrontieren.« *Weint weiter.*

Therapeutin schweigt verärgert und fühlt sich hilflos.

Das Risiko einer unergiebigen Als-ob-Therapie ist besonders groß, wenn das Bedürfnis nach konkreter Verfügbarkeit eines steuernden, beschützenden und dauerhaft begleitenden anderen sowie der dadurch entstehende Anpassungsdruck unterschätzt werden und die Mentalisierungsfähigkeit überschätzt wird.

Wenn der Drang aus einer verärgerten Stimmung heraus besonders stark ist, einen Patienten mit seinem angepassten Verhalten zu konfrontieren, sollte eine innerliche Prüfungsphase eingelegt werden. Wenn Patienten im beschriebenen abhängigen Muster gefangen sind, ist oft »auf Druck« nur eine automatische Antwort möglich: sich noch mehr anzupassen und anzustrengen. Auch sollten Behandler zuvor für sich ausschließen, dass angesichts einer Stagnation die eigene Ohnmacht und Ungeduld oder eine eigene Problematik die Interventionen prägt und latente Ablehnung transportiert.

Ein Gedankenspiel soll verdeutlichen, wie aus verschiedenen Haltungen heraus mit der zuvor beschriebenen Situation umgegangen werden könnte. So liegt es für viele Behandler und Behandlerinnen nahe, die Äußerungen der Patientin als Wunsch zu verstehen, von der idealisierten Therapeutin nicht in Gespräche über verunsichernde Themen gezogen zu werden, sondern unmittelbar beruhigenden Halt und stabilisierende Anerkennung zu bekommen. Aus einer wohlmeinend-wissenden Haltung heraus und mit einer konfrontierenden und deutenden Herangehensweise, also nicht mit Priorität auf die Herstellung von Mentalisierungsfähigkeit, könnte das Gespräch vielleicht so weitergehen:

BEISPIEL

Therapeutin *konfrontiert mit ihrer Beobachtung*: »Ist Ihnen eigentlich aufgefallen, dass Sie mich immer dann loben, wenn ich Sie auf Probleme hinweise?«

Therapeutin *wartet etwas ab und deutet, als die Patientin die Therapeutin erwartungsvoll anschaut, ein mögliches unbewusstes Motiv an*: »Und kann es sein, dass Sie mich damit an Ihrer Seite halten wollen, wenn es heikel wird und Sie mich brauchen?«

Patientin *setzt ihr voriges Antwortmuster fort*: »Jetzt, wo Sie es sagen, ja, Sie haben ja so recht. So hat das noch kein Therapeut vor Ihnen gesehen. Es tut so gut, verstanden zu werden.«

Eine mentalisierungsbasierte Vorgehensweise würde sich hiervon unterscheiden. Die Therapeutin würde einen erforschenden Dialog mit der oben erwähnten Patientin eröffnen, was in der Regel bedeutet, sich zuerst für die Sichtweise der Patientin zu interessieren, bevor es um die eigenen Hypothesen geht.

Therapeutin, *bedauernd zur weinenden Patientin*: »Entschuldigung, ich wollte Sie nicht in die Enge treiben. Ich habe vorhin gedacht, ich könnte Sie so weiterbringen, aber ich habe dabei völlig übersehen, welche große Mühe Sie sich hier in der Therapie geben.«

Patientin *wischt ihre Tränen weg und beruhigt sich*: »Ja, gut, dass Sie das sehen.«

Therapeutin: »Vielleicht geht's Ihnen ja auch anders als mir, und ich war etwas zu besorgt um Ihre Fortschritte.«

Patientin: »Das denke ich, denn seit ich Sie habe, geht's mir eigentlich ganz gut, mit ein paar Schwankungen natürlich. Ich bin so froh, von Ihnen betreut zu werden.«

Therapeutin *wehrt nicht länger die Idealisierung ab und fragt neugierig*: »Wenn Sie zufrieden sind, freut mich das. Aber dann möchte ich auch gerne wissen, was Sie eigentlich hier so gut finden.«

Patientin: »Na, Sie interessieren sich für mich.«

Therapeutin, *in etwas verblüfftem Tonfall*: »Ja, stimmt, aber haben das die anderen Therapeuten vor mir nicht getan?«

Patientin: »Nein, die haben mir immer nur Erklärungen gegeben, die ich nicht verstanden habe oder mit denen ich nichts anfangen konnte.« *Die Patientin wartet und meint dann in einem etwas verschwörerischen Ton*: »So wie Sie vorhin, als ich weinen musste. Jetzt kann ich es Ihnen ja sagen.«

Therapeutin *nimmt den besonderen Tonfall auf*: »Okay, es bleibt unter uns. Aber im Ernst, für die Situation vorhin kann ich Ihre Kritik auch nachvollziehen, das war nicht so geschickt von mir.« *Wartet etwas ab.* »Das ist übrigens das erste Mal in unserer Zusammenarbeit, dass Sie mir zutrauen, auch einmal etwas Kritisches von Ihnen zu hören. Das macht mich neugierig darauf, was da eben in Ihnen vorging. Mögen Sie erzählen?«

DER REFLEKTIERENDE MODUS Mit dem mentalisierenden – oder auch reflektierenden Modus – wird die differenzierteste Ebene des Mentalisierens erreicht. Denken, Fühlen und Handeln sind durch neugierige Offenheit, differenzierte Reflexion, Flexibilität und Integration verschiedener Erlebnisqualitäten gekennzeichnet. Dies bezieht sich auf psychische, körperliche und soziale Prozesse bei einem selbst und bei anderen. Vielfältige Perspektiven können eingenommen, eigene Erlebens- und Verhaltensmuster können infrage gestellt und Fremdes kann integriert werden, ohne die eigene Identität als bedroht zu empfinden.

Dieser Modus wird auch von gesunden Personen immer nur passager erreicht, im Wechsel mit Äquivalenz-, Als-ob- und teleologischem Modus. Im Unterschied zu Menschen, die durch Vernachlässigung, Traumatisierung oder massive innere Konflikte nachhaltig in ihrem Mentalisieren beeinträchtigt sind, zeigt sich jedoch bei psychisch gesunden und resilienten Personen, dass sie nach vorübergehenden Blockaden zügig wieder zur früheren Mentalisierungsfähigkeit zurückkehren können. Das führt bei ihnen unter anderem dazu, dass sie Hilfeangebote aus dem Familien- oder Freundeskreis, aber auch aus Beratung und Behandlung viel niederschwelliger aufsuchen und für sich nutzen können. Und dies wiederum verstärkt nicht nur ihr soziales Sicherheitsnetz, sondern auch das Zutrauen in die eigenen Einflussnahmemöglichkeiten auf ein belastendes Geschehen und Erleben (siehe dazu auch Bolm 2021 a).

BEISPIEL

Ein Familienvater, der seine Tochter durch einen Unfall verloren hat, berichtet bilanzierend nach seiner zweiwöchigen stationären Krisenbehandlung auf einer offenen psychiatrischen Station:

»Am Anfang hatte ich richtig Angst vor der Aufnahme, man hört ja die schlimmsten Geschichten, und jeder hat bestimmt *Einer flog übers Kuckucksnest* gesehen, oder? Aber dann ging es ganz schnell, denn hier waren alle so offen, keinem musste ich erklären, wie schlimm es ist, ein Kind zu verlieren. Jeder um mich herum wusste, was es heißt, vor lauter Verzweiflung nicht mehr denken zu können, nicht mehr weiterzuwissen, sich nur noch Vorwürfe zu machen. Das hatte ich nicht erwartet. Und es tat mir gut, soweit ich das in meiner Situation überhaupt sagen kann.

Jetzt ist es aber auch genug, ich habe mich dank des gesamten Stationsteams und vieler meiner Mitpatienten wieder fassen können und brauche die Station nicht mehr. Ich habe meine Frau, die mich hier regelmäßig besucht und an einem Paargespräch teilgenommen hat, und ich habe meine Freunde angerufen, um mich zu verabreden. Zum Glück habe ich welche, mit denen ich über alles offen reden kann. Und ich habe mich getraut, meinen Chef zu informieren, der viel Verständnis gezeigt hat. Ich glaube, für die schwierige Zeit, die natürlich noch lange nicht vorbei ist, habe ich wieder ein bisschen das Steuer in der Hand.«

So einfach wie im dargestellten Beispiel ist Hilfe bei schwerer Erkrankten häufig nicht. Aber eine Schlussfolgerung aus dem durch Mentalisieren angestoßenen, sich selbst verstärkenden Stabilisierungsprozess ist für alle Helfenden in Psychiatrie, Psychosomatik und Beratung, dass frühzeitige und durchaus aufwendige Mentalisierungsförderung eine probate Hilfe zur Selbsthilfe darstellt und den Betroffenen viele progressive Schritte ermöglicht, mit denen sie eine Chronifizierung verhindern oder beenden können.

Verbundenheit, Nichtwissen und Neugier

BINDUNGSTHEORIE Nach der Bindungstheorie (Überblick bei Holmes 2006) bestimmen zwei psychische Systeme, die in Konkurrenz zueinander stehen, das menschliche Denken, Fühlen und Handeln: das *Explorationssystem* und das *Bindungssystem*. Wenn hohe Anspannung oder Emotionalität durch eine Person nicht mehr gut zu bewältigen ist, wird für die Regulation und Modulation Hilfe bei anderen Menschen gesucht (siehe Abbildung 2). Dann ist das Bindungssystem hoch aktiv und die Exploration auf die aktuell allernötigsten Fragen eingeengt. Die Interpretation von Wahrnehmungen geschieht schnell und folgt fast automatisch verinnerlichten Stereotypen, was als automatisches Mentalisieren in prämentalistischen Modi angesehen werden kann. Die Übertragungsbereitschaft einer Person übernimmt die Steuerung und führt zur Neigung, lebensgeschichtlich geprägten Deutungsmustern zu folgen, auch wenn die aktuelle Situation dadurch eventuell dysfunktionell interpretiert wird. Diese Dominanz des Bindungssystems über das Explorationssystem tritt mehr oder weniger bei jedem Menschen auf, der gerade sehr intensive Gefühlszustände erlebt, besonders wenn es sich um bindungsrelevante Themen handelt wie starke Verliebtheit oder Sehnsucht, massive Angst, Verlassenheit, Trauer und Wut.

ABBILDUNG 2

Mentalisieren unter starker Anspannung

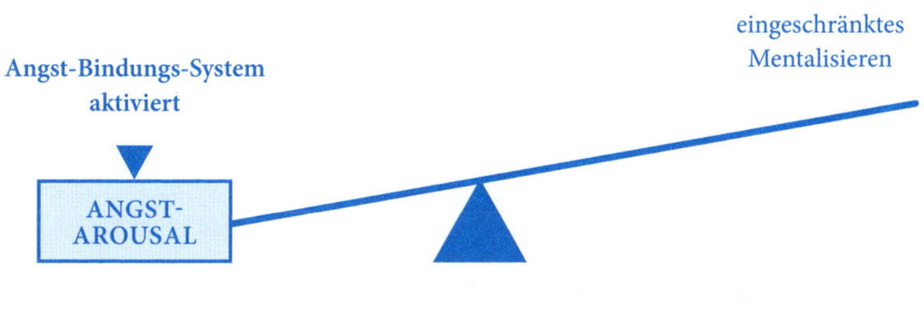

Erst wenn hinreichend innere Stabilität oder der Halt zu einer Vertrauen vermittelnden Person vorhanden ist, findet sich wieder Platz für differenziertes Wahrnehmen, Verstehen und Interpretieren. Erst dann entstehen wieder Neugier auf Unbekanntes, Freude am Entdecken oder die Bereitschaft und Fähigkeit zum Perspektivenwechsel. Erst dann können automatisch abgerufene Interpretationen des Wahrgenommenen, zum Beispiel Projektionen, im Extremfall Wahnvorstellungen, hinterfragt, gegebenenfalls sogar relativiert werden.

ABBILDUNG 3

Explizites Mentalisieren ohne Stress

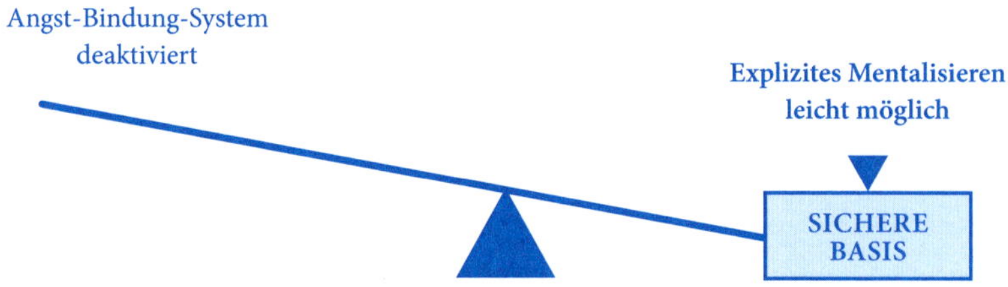

Für diese Flexibilität ist entweder eine Sicherheit gebende innere Instanz gefragt oder in der sozialen Umwelt ein Sicherheit ausstrahlendes Gegenüber, das »verbunden« erlebt wird und sich als offen und aktiv-neugierig für (andere) Sichtweisen zeigt, also jemand, der sorgsam ausprobiert und zunehmend spürt, wie viel Komplexität und Irritation der anderen Seite zumutbar sind.

Dieses offene, aktiv-neugierige Interesse erfordert den Verzicht auf den Anspruch, die Wahrheit über die Psyche der anderen Person objektiv wissen zu können. Der Verzicht auf Deutungshoheit zeigt dem Gegenüber das Vertrauen zu einer gemeinsamen und sehr lebendigen Entdeckungsreise, sodass es nicht zum Kampf darum kommt, wer vermeintlich objektiv recht hat. Auf solch einer Vertrauensbasis können Menschen neugierig auf eigene unbekannte Anteile sein und eine Deutung der eigenen Psyche entwickeln. Sie können zudem weniger angespannt und damit offener sein für ganz unterschiedliche Perspektiven anderer Personen.

ABBILDUNG 4

Sozial vermittelte Mentalisierungsfähigkeit in Therapie und Pflege

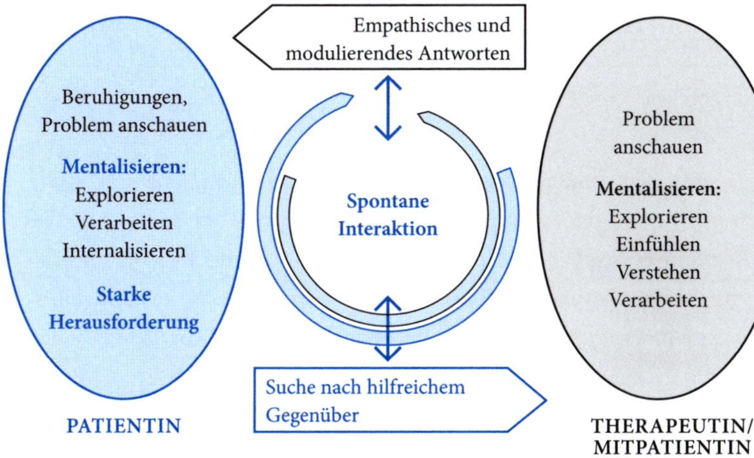

Menschen in großer Anspannung oder Angst haben diese Offenheit und Neugier häufig nicht zur Verfügung, sie halten sich an einfachen Interpretationen fest wie Menschen mit Höhenangst am Geländer eines hohen Gebäudes. Aber von dort neugierig nach rechts und links zu schauen, nach hinten und vorn, nach oben und unten, das ist im emotionalen Stress sehr schwierig. Übertragen kann man dies auf die Fähigkeit, über das automatische, schablonenhafte (Prä-)Mentalisieren hinausgehend eine explizite mentalisierende Aktivität zu entwickeln, die sich auf unbekannte, schwierige, vielleicht sogar beängstigende innerpsychische oder interpersonelle Themen richten kann. Therapiefortschritte zeigen sich dann, wenn Mentalisieren auch im Kontakt mit den bislang überfordernden Problemen zunehmend besser gelingt.

ABBILDUNG 5

Mit Problemkontakt mentalisieren können

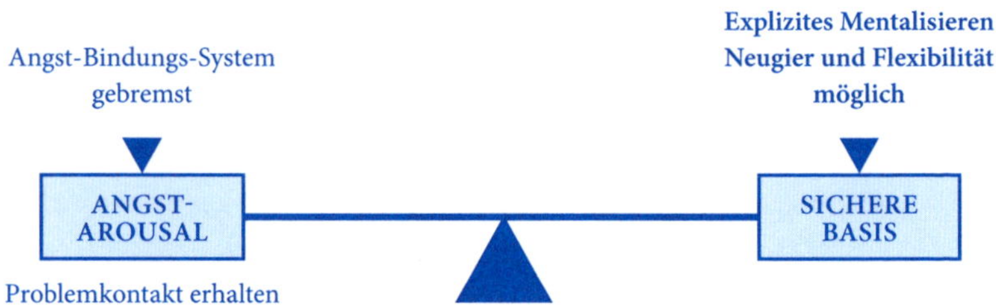

Ein neurobiologisch begründetes Modell hierfür (Nolte u. a. 2010) wurde bereits vorgestellt. Aus diesem lässt sich ableiten, wie wichtig die Stärkung des expliziten Mentalisierens für jede Form der Behandlung psychischer und psychosomatischer Störungen ist, an denen vor- und unbewusste innerpsychische Prozesse oder interpersonelle Konflikte beteiligt sind. > Neurobiologisches Modell, Seiten 17, 77

Eine am Mentalisierungskonzept ausgerichtete Therapie unterscheidet sich von vielen gängigen Behandlungsansätzen durch die Prioritätensetzung. Denn für eine traditionelle therapeutische Arbeit an Gesprächsinhalten, für den Transfer von Erkenntnissen aus der Biografie in die Gegenwart, für das Interpretieren von Symbolen im Rahmen gestalterischer Aktivität oder das Wechseln der Perspektive beim Klären eines zwischenmenschlichen Problems ist ein Bündel von Fähigkeiten notwendig: sich ein inneres Bild von sich zu machen, dies von verschiedenen Seiten zu beleuchten oder mit der Perspektive eines anderen vergleichen zu können etc., kurz gesagt: zu mentalisieren. Deshalb hat die Etablierung eines mentalisierenden Prozesses Vorrang vor der inhaltlichen und symbolorientierten Arbeit. Die Stärkung der Mentalisierungsfähigkeit bzw. deren Wiederherstellung ist dem Errichten und immer wieder Sichern eines Fundaments vergleichbar, auf dem inhaltliche Arbeit stattfinden kann. Aus dem Modell von Tobias Nolte und Kollegen (2010) lässt sich ein zweigleisiges Vorgehen zur Stärkung explizit mentalisierender Prozesse ableiten, die sich gegenseitig verstärken:

- Anspannung kann durch eigene psychische oder psychisch wirksame anderweitige Aktivität reduziert werden, um dadurch spielerisches explizites Mentalisieren zu erleichtern;
- Anspannung kann auch nachlassen, wenn mir eine Hilfe eine offene und neugierige Wahrnehmung und kreatives bewegliches Denken erlaubt, um mich als souveräner Interpret der Realität zu erleben, statt mich ohnmächtig automatischen Erlebens- und Verhaltensmustern ausgeliefert zu fühlen.

Hieraus lässt sich ableiten, warum eine Kombination unterschiedlicher therapeutischer Methoden so hilfreich beim Mentalisieren ist. So gibt es nämlich wechselseitige Anregungen zwischen überwiegend verbalen Behandlungsmethoden, die auf sprachlichem, mimischem und gestischem Austausch beruhen, bildnerischen und körperbezogenen Therapien, die der Einübung von Kreativität dienen, spannungsreduzierenden Skills, inklusive Sport, und achtsamkeitsbasierten Ansätzen.

Umsetzung im Alltag

Differenziertes Erforschen, Hinspüren und Nachdenken über sich und andere erfordert eine gewisse Entspannung. Doch ein nur im entspannten Zustand eingeübtes Mentalisieren kann schwerlich in sehr stressige Situationen eingebracht oder bei emotional sehr bewegenden, überfordernden Themen genutzt werden. Genau dann allerdings werden Äquivalenz-, Als-ob- und teleologischer Modus niederschwellig aktiviert. Das sind die Konstellationen, in denen explizites Mentalisieren am dringendsten gebraucht wird. Deshalb ist es nötig, die Mentalisierungsfähigkeit nicht nur im geschützten Therapierahmen und »mit sicherem Abstand« zu den heiklen Zuständen zu entwickeln, sondern auch im direkten Kontakt mit den herausfordernden Alltagssituationen zu stärken.

Hier ein Beispiel aus der Eingangsrunde einer Tagesklinikgruppe:

BEISPIEL

Patientin: »Heute Morgen ging's mir gar nicht gut, ich wollte erst gar nicht mehr in die Tagesklinik kommen. Dann bin ich aber aufgestanden und habe meine Routine erledigt, danach kamen meine Frau und die Kinder, und das ganze Drama, dass Sie und ihr alle ja rauf und runter kennt, ging wieder los. Zuerst wollte die Jüngste …«

Therapeutin *fragt vorsichtig*: »Darf ich Sie mal unterbrechen?«

Patientin: »Ja.«

Therapeutin, *in erstauntem Tonfall*: »Was haben Sie da am Anfang gesagt? Sie wollten gar nicht mehr herkommen? Das überrascht mich.« *Seufzt.* »Aber die letzten Wochen haben Sie doch immer gesagt, Sie sind so froh, dass die hoffnungslosen Zeiten vorbei sind. Das habe ich nicht erwartet!«

Patientin: »Ist ja jetzt vorbei, war wohl nicht so wichtig.«

Therapeutin: »Ich möchte trotzdem nicht darüber hinweggehen und gerne nach der Anfangsrunde noch mal darauf zurückkommen. Mir ist es wichtig, dass Sie, wie alle anderen Teilnehmenden auch, hier gut weiterkommen. Und irgendwie gehen solche Zweifel ja auch alle an. Sind Sie einverstanden, es nachher noch mal ausführlicher einzubringen?«

Je mehr bei den spontan im Alltag und im direkten Therapiekontakt auftauchenden schwierigen Problematiken und Emotionen innegehalten wird, desto besser ist mit dem Mentalisieren anzusetzen, desto lebendiger und bedeutungsvoller wird die Behandlung. Dieser Bezug kann manchmal schon während der ersten Sätze eines Gesprächs hergestellt werden.

Eine so frühe spontane – unbedingt takt- und respektvolle – Intervention mag vielleicht nicht inhaltlich perfekt feingeschliffen sein, sondern eher eine mit Ecken und Kanten, aber immerhin eine Reaktion, die für das Gegenüber erfahrbar bezogen ist. Dies vermittelt Patientinnen und Patienten das Vertrauen dazu, einen Stellenwert in der inneren Welt der anderen zu haben. Sie erleben sich »gemeint« und »gedacht«, was eine Vorstufe dazu ist, über sich selbst und andere nachzudenken. Deshalb wird dafür plädiert, als Behandelnde nicht zu lange auf eine detaillierte inhaltliche Entfaltung einer Problematik zu warten, sondern zügig emotionale Äußerungen mit Klärungsbedarf aufzugreifen. Dann sollte das *Kommunikationstempo* so gestaltet werden, dass innegehalten und geforscht werden kann. Ein griffiges Bild für diese Vorgehensweise ist ein laufendes Video, das an den wichtigsten Stellen angehalten werden kann und bei Bedarf sogar zurückgespult wird, um kognitiv und emotional genau zu verstehen, was gerade geschieht.

Die verborgenen Anteile der Seelenlandschaft

HALTUNG Mehr noch als die konkreten Formulierungen spielt die therapeutische Haltung eine zentrale Rolle dafür, dass der Kontakt zu den emotional bewegenden Themen und das Mentalisieren miteinander vereinbar werden. Im Umgang mit Menschen, deren Mentalisierungsfähigkeit beeinträchtigt ist, empfiehlt es sich deswegen, emotionale und kognitive Anforderungen so zu dosieren, dass während des emotionalen Kontakts mit den krankheitsrelevanten Problemen eine Mentalisierungsförderung gelingen kann. Denn überfordert von einer Überdosis intensiver Gefühle oder zu komplexer kognitiver Herleitungen kann kein Patient emotional zugänglich für eine Deutung oder eine Analyse kognitiver Schemata sein. Allerdings würde das Vermeiden emotional berührender Themen die Therapie bedeutungslos werden lassen.

Die kognitiv-emotionalen Mentalisierungsschritte müssen zu schaffen sein – nicht immer sofort und nicht immer leicht, aber in einem für den Erlebenshorizont einer Person angemessenen Rahmen.

Es bietet sich an, nicht die verborgenen, abgewehrten oder in der Vergangenheit liegenden Inhalte, sondern vorrangig das im Hier und Jetzt Gesagte und Bewusste zum Gegenstand von Interventionen zu machen. Glückt dieser Austausch, dann wird mit Vertiefungen – die oft von Patientenseite ausgehen – ein wesentlich aussichtsreicherer Weg beschritten, als wenn von Behandlerseite gleich auf das zum Teil Unbewusste fokussiert wird. So wird bei deutlich mentalisierungsbeeinträchtigten Personen klar empfohlen, auf Deutungen des Unbewussten, auf ausführliche biografische Herleitungen oder andere kognitiv-emotional sehr komplexe Interventionen erst einmal zu verzichten.

Mithilfe des Mentalisierungsmodells ist es auch ohne ausdrückliche Bezugnahme auf mögliche unbewusste Erlebensanteile und Motivationen möglich, die Therapie zu einer sehr wichtigen und bewegenden Entdeckungsreise zu vernachlässigten Erlebensbereichen zu machen. Wenn die Neugier auf diejenigen Erlebensqualitäten gelenkt wird, die im spontanen Gespräch wenig angeschaut werden, ergeben sich oft spannende Erkenntnisse, sodass eine verbesserte Selbstwirksamkeitsüberzeugung entstehen kann. Anregungen für diese breit gestreute Aufmerksamkeit können anhand einiger weniger Polaritäten zusammengefasst werden:

- Wenn sich die Kommunikation sehr auf kognitivem Gebiet bewegt, hilft es, sich auch für die emotionale Seite oder das Körpererleben zu interessieren.
- Beim anderen Extrem, wenn sich alles um heftige Emotionen oder den Körper dreht, kann es wichtig sein, zum logischen Nachdenken anzuregen, nach zugehörigen Überlegungen und Zusammenhängen zu fragen.
- Ähnliche Empfehlungen gibt es bei den Polaritäten von Innenwelt und Außenwelt, Selbstbezogenheit und Ausrichtung auf andere sowie Denken, Fühlen und Handeln.

Hier folgt ein Beispiel für dieses Vorgehen aus einer ambulanten Psychotherapie:

BEISPIEL

Patientin: »Ich habe es wieder vermasselt. Mein Freund hat mich zu seiner Familienparty eingeladen. Er ist nett, und da wären auch lauter andere nette Leute gekommen. Die meisten kenne ich schon. Es hätte wirklich schön werden können. Aber mit mir ist einfach nichts anzufangen. Meinen besch… Zustand will doch niemand mitkriegen. Wissen Sie, wie sich das anfühlt? Wenn man allen eine Last ist? Jedenfalls hab ich mich wieder nicht getraut hinzugehen.«

Therapeut: »Da wird mir richtig schwer beim Zuhören. Wenn ich mir so vorstelle, ich würde mich nur als Last für die Gäste ansehen, dann wäre ich wohl auch nicht auf die Party gegangen.«

Patientin *unterbricht*: »Sehen Sie, auch Sie finden es schwer mit mir. Sie haben es bestimmt auch schon satt, mich zweimal in der Woche ertragen zu müssen, und würden mich am liebsten rausschmeißen.«

Therapeut *versucht, der Gewissheit der Patientin die mentale Ebene entgegenzusetzen, die sich von Mensch zu Mensch unterscheidet*: »Ihnen geht so viel im Kopf herum, möchten Sie denn hören, was ich dazu meine?«

Die Patientin nickt.

Therapeut: »Nein, rausschmeißen möchte ich Sie nicht.«

An dieser Stelle würde ein Therapeut, der mit einer wissenden Haltung und dem Anspruch ins Gespräch geht, die seiner Meinung nach verzerrte Wahrnehmung der Patientin korrigieren zu wollen, möglicherweise der Patientin versuchen zu erklären, dass ihre Annahme nicht stimmt und ihre negativen Gedanken lediglich Teil der depressiven Erkrankung sind. Vielleicht würde er sogar ansprechen, dass er die Zuschreibung für eine Projektion ihrer Selbstabwertung hält.

Eine auf die Förderung von Mentalisieren gerichtete Haltung dagegen versucht, Vertrauen in die Wahrnehmung der Patientin und Neugier für ihre Perspektive zu transportieren und sie anzuregen, gemeinsam über ihre Wahrnehmung und Interpretation nachzudenken. Das könnte so aussehen:

Therapeut *setzt seinen Gedanken fort*: »Aber in einem stimme ich Ihnen zu, ich finde es manchmal nicht leicht, mit Ihnen zu arbeiten. Auch jetzt, weil ich Ihren Gedanken, für andere, auch für mich, unerträglich zu sein, so schlimm für Sie selbst finde … und ich möchte Ihre Äußerung auch noch besser verstehen. Was haben Sie denn an mir beobachtet oder mitbekommen, dass Sie sich da so sicher sind, dass ich Sie rausschmeißen will? Vielleicht habe ich selbst es gar nicht gemerkt.«

Patientin *überlegt lange:* »Letzte Woche habe ich das bei beiden Sitzungen gedacht, als Sie am Schluss häufiger als sonst auf die Uhr geschaut haben. Da dachte ich, dass Sie sich freuen, wenn ich endlich draußen bin.«

Therapeut: »Ja, jetzt fällt es mir wieder ein. Das haben Sie dann wohl besser als ich erinnert. Ich war tatsächlich zeitlich etwas unter Druck, pünktlich aufzuhören, denn ich erwartete noch einen wichtigen Anruf. Aber für mich wäre es noch ein großer Schritt von der Beobachtung bis zu der ziemlich schlimmen Überzeugung, dass mein Therapeut mich unerträglich findet.«

Patientin: »Für mich nicht, das ging so schnell, und ganz automatisch dachte ich, keiner will mit mir zu tun haben, auch Sie nicht!«

Therapeut: »Dann verstehe ich jetzt viel besser, dass Sie gar keine Zeit zum Nachdenken hatten, so schnell ging das. Und jetzt gerade?«

Patientin: »Ist's besser, und im Nachhinein kommt es mir völlig unsinnig vor. Ich schäme mich auch etwas dafür.«

Therapeut: »Das kenne ich, es geht mir manchmal auch so, wenn ich keine Zeit dazu habe, meine Gefühle zu ordnen, oder nicht zum Nachdenken komme.«

Die Patientin lächelt erleichtert und verabschiedet sich.

Eine breit gefächerte Neugier, die zugleich auf die Emotionen und auf die für die Gesundung relevantesten Themen fokussiert, kann gut und taktvoll in einen natürlichen Gesprächsverlauf eingebracht werden. Das mentalisierungsbasierte Nachfragen unterscheidet sich deutlich sowohl von einem gnadenlosen Nachbohren als auch von einem harmlos plätschernden, Schwierigkeiten vermeidenden, lediglich stützenden Gespräch und ermöglicht eine vertiefte Exploration auch mit stark in ihrem spontanen Mentalisieren beeinträchtigten Menschen.

GRUNDVERTRAUEN Über ein gesundes Maß hinausgehende Mentalisierungsstörungen liegen oft in biografisch prägenden oder aktuellen Belastungen begründet, welche die Bewältigungsfähigkeit einer Person übersteigen. Von besonderer Bedeutung sind dabei zwei Sorten belastender Erfahrungen: das Erleben von Willkür, Grenzüberschreitung, Gewalt, Verlassenwerden oder Vernachlässigung sowie der Verlust identitätsstiftender Eigenschaften und wichtiger Fähigkeiten bei der Person selbst.

Solche Erlebnisse führen zu einem tiefsitzenden Vertrauensverlust gegenüber anderen Menschen, gegenüber der eigenen Wahrnehmung und der Fähigkeit, das eigene Erleben, Fühlen und Denken in einen kohärenten Sinnzusammenhang zu bringen. Mentalisieren zu fördern heißt, zunächst Patienten und Patientinnen dabei zu helfen, ihr eigenes kohärentes Bild von sich selbst und ein ebensolches von anderen zu entwickeln. Erst dann sind sie in der Lage, es entweder gegenüber anderen zu verteidigen oder aber ihre Sichtweise zu korrigieren. Die vom Mentalisierungskonzept geleitete Haltung transportiert daher die Neugier auf die, die Offenheit für die und den Respekt vor der Sichtweise des Gegenübers. Sie verzichtet auf therapeutische Deutungshoheit und objektiven Wissensanspruch.

Die eigene therapeutische Perspektive nicht aufzudrängen heißt jedoch nicht, sich als psychiatrisch tätige Person vor allem zurückzuhalten, im Gegenteil. Patientinnen und Patienten dürfen und sollen uns als beteiligtes Gegenüber erfahren und zur Entwicklung eigener Sichtweisen nutzen. Für diese Gratwanderung zwischen Offenheit für die Perspektiven der Erkrankten und der eigenen persönlichen Präsenz gibt es ein lange erprobtes und erforschtes Modell im deutschsprachigen Raum.

Im Rahmen der Psychoanalytisch-interaktionellen Methode (PIM; Bolm 2014 a; Übersicht bei Staats u. a. 2014) sind die Begriffe »selektiv authentisches Antworten« bzw. »antwortender Modus« geprägt worden. Sie beschreiben eine bestimmte Haltung und auch Interventionen, die sich an der momentanen Interaktion orientieren. Dabei wird die Gegenübertragung, also die innere Antwort auf eine Person, Gruppe oder Situation, therapeutisch genutzt. Ausgewählte Gegenübertragungen werden so mitgeteilt, dass sie förderlich für die Ich-Funktionen der Patientinnen sind. Im mentalisierungsbasierten Vorgehen dient diese Offenheit der Herstellung von Bezogenheit, dem Arbeiten auf Augenhöhe und einer Förderung der Fähigkeit zum Perspektivwechsel. Dazu gehört auch das Eingeständnis eigenen Nichtwissens und eigener Irrtümer. Dadurch wird die Angst vor Scheitern oder Beschämung reduziert. > Nichtwissen, Seiten 31, 147

Ein Beispiel aus der Gruppentherapie einer Rehabilitationsklinik soll dies verdeutlichen:

BEISPIEL

Therapeutin: »Guten Morgen miteinander. Wie schon angekündigt, sind heute drei neue Patienten dabei: Frau P., Herr Q. und Frau R. Die Gruppenregeln hatte ich Ihnen ja schon erklärt, wir beginnen damit, dass jede und jeder kurz sagt, wie es gerade geht.«

Herr Q.: »Also, ich bin ratlos, ich weiß nicht so ganz, was das hier bringt, wenn man, wie ich, dauernd Rückenschmerzen hat. Aber ich schaue mal, was da auf mich zukommt.«

Frau R.: »Ich bin ganz aufgeregt, ich habe auch ein bisschen Angst, denn ich habe noch nie so eine Gruppe mitgemacht.«

Frau P.: »Ich aber, das war ambulant und hat mir gutgetan. Aber da kannte ich auch die anderen. Hier weiß ich noch gar nicht, wie das mit Ihnen – oder darf man sich duzen? –, mit euch so sein wird.«

Therapeutin: »Auch ich bin heute etwas nervöser als die letzten Male. Das kenne ich aber schon von mir. Das ist bei mir immer dann so, wenn ich noch nicht weiß, wie es den neuen und den erfahrenen Patienten gelingt, miteinander in einen lebendigen und guten Austausch zu kommen. Ich werde Sie jedenfalls nach Kräften darin unterstützen, und bisher hat es auch immer geklappt.«

Eine mentalisierungsbasierte therapeutische Haltung und Kommunikation fördert Authentizität und Bezogenheit im Umgang miteinander. Dadurch wird das Vertrauen in die Wahrnehmung, Interpretation und letztlich Bedeutsamkeit zwischenmenschlicher Kommunikation und Beziehung gestärkt.

Mentalisieren bei verschiedenen psychiatrischen und psychosomatischen Krankheitsbildern

In diesem Kapitel soll vor allem auf die praktischen Bedürfnisse von psychiatrisch und psychosomatisch Tätigen im Behandlungsalltag eingegangen werden, denn die Anwendbarkeit und der zusätzliche Nutzen gegenüber der herkömmlichen Praxis sind jene Eigenschaften, die von einem guten Modell erwartet werden können. Wo immer es möglich ist, wird anhand von Fallvignetten dargestellt, welche zusätzlichen Chancen das Mentalisierungsmodell für die Arbeit mit den unterschiedlichsten Krankheitsbildern bietet.

Depression und Manie

Menschen mit einer depressiven Symptomatik zeigen ein breites Spektrum an Störungen ihres Mentalisierens (Luyten u. a. 2012 a; Staun 2017). So ist es nicht schwer, bei einer durch aktuelle Lebensumstände in schwere Not gebrachten, aber nicht wahnhaften Person nachzuempfinden, wie niedergeschlagen sie ist, kaum mehr an anderes denken kann als an ihre (realistischen) Zukunftsängste und daran, was sie hätte anders machen sollen. Es ist möglich, sich verbunden zu fühlen und eingefühlt Beistand zu leisten.

Doch bei einer schweren Symptomatik ist es für Behandelnde und Pflegende mühsam, auf Dauer einen empathischen Zugang zu den Erkrankten aufrechtzuerhalten. Das gilt vor allem gegenüber Menschen, die in ihrer negativen Sicht von sich, der Umwelt und ihrer Zukunft so gefangen sind, dass die Verbindung zu neutralen oder positiven Alltagsaspekten und der Kontakt zu anderen Menschen verloren gehen. Sie fühlen sich schlecht und sind überzeugt davon, dass sie objektiv und unhinterfragbar schlecht sind (Äquivalenzmodus), und zwar selbst dann, wenn es erste Fortschritte in der Genesung gibt. Ist ihnen ein Perspektivwechsel nicht möglich, dann werden Behandlungsversuche, die darauf abzielen, die Personen von einer positiven Sichtweise zu überzeugen, nur in beiderseitiger Enttäuschung enden.

Unerfahrene oder aus eigener Betroffenheit heraus ungeduldige Behandler möchten oft mit ihren auf Veränderung zielenden Maßnahmen schnelle Behandlungserfolge bewirken. Auch die Freude des Umfelds über spontane Genesungsschritte wird von vielen schwer Depressiven nur als Ausgeschlossensein vom Sich-Freuen anderer oder als Anspruch erlebt, dies nun immer so leisten zu müssen. Erfahrene Behandler dagegen mentalisieren, wie wichtig es für schwer depressive Menschen ist, sich nicht zusätzlich zu ihren eigenen Erwartungen durch Veränderungsdruck von außen ohnmächtig und scheiternd zu erleben.

BEISPIEL

Ambulanz-Sozialarbeiter: »Herr D., wir hatten ja vereinbart, dass Sie heute Ihre Unterlagen von der Arbeitsagentur mitbringen, damit wir sie zusammen ordnen können. Haben Sie sie dabei?«

Herr D.: »Nein, ich bekomme das alles nicht auf die Reihe. Ich stand gestern nur vor meinem Schreibtisch und dachte: Warum, warum, warum …? Du Idiot, nichts bekommst du mehr auf die Reihe, du kannst eigentlich gleich Schluss machen!«

Sozialarbeiter *versucht, ihn zu trösten*: »Aber die letzte Woche haben Sie doch einiges schon wieder geschafft. Sie sind einkaufen gegangen und haben sich etwas gekocht.«

Herr D.: »Aber das, was ich machen muss, kann ich einfach nicht.«

Sozialarbeiter *versucht noch mal, ihm Hoffnung zu machen*: »Beim letzten Mal ist es auch wieder aufwärts gegangen, und nach den ersten vorsichtigen Schritten hat sich Ihr Zustand auch für Sie wieder besser angefühlt.«

Herr D. *schweigt und schaut trübe vor sich hin. Schließlich meint er mit monotoner Stimme:* »Sie geben sich so viel Mühe, aber ich bin ja doch ein hoffnungsloser Fall.«

An dieser Stelle könnte der Sozialarbeiter weiter versuchen, den Patienten davon zu überzeugen, seine depressiven Gedanken aufzugeben – der Misserfolg wäre absehbar. Das Gespräch mit Herrn D. könnte in völliger gegenseitiger Frustration enden, der Sozialarbeiter würde zunehmend Ärger empfinden und diesen direkt oder indirekt ausdrücken oder sich resigniert zurückziehen, so wie der depressive Herr D. es tut. Da der Sozialarbeiter aber nach zweimaligem Versuch begreift, dass er sich in eine Sackgasse begeben hat und mehr mentalisieren sollte, wie der Patient das Gespräch erlebt, reagiert er anders.

Sozialarbeiter: »Ihr Frust berührt mich sehr. Ich hatte vorhin versucht, Sie zu trösten, aber gar nicht richtig das Ausmaß dessen verstanden, wie lähmend Ihr Zustand für Sie ist und wie gefangen Sie sich darin fühlen. Auch wenn Sie letzte Woche einiges geschafft haben, hat sich an Ihrem Gefühl noch gar nichts geändert. Passt das so besser?«

Herr D., *wieder etwas lebendiger im Tonfall:* »Genauso ist es, und auch meine Freunde, die mir sagen, ich wäre auf einem guten Weg, können einfach nicht verstehen, dass das die Sache noch schlimmer macht.«

Sozialarbeiter: »Erzählen Sie mal.«

Zu mentalisieren bedeutet in dieser Situation, sich ein Bild zu machen vom Erleben und vom psychischen und interaktiven Spielraum der erkrankten Person. Dann wird deutlicher, wann eine sozialpsychiatrisch stützende Begleitung und Strukturierung indiziert ist, ab wann in einem Genesungsprozess Erfolgserlebnisse wieder im Erleben zugelassen werden können und wann eine auf Selbstreflexion und Eigenverantwortung ausgerichtete psychotherapeutische Bearbeitung krankheitsauslösender und -erhaltender Faktoren möglich wird und nötig ist.

Im Kontakt mit schwer depressiven Personen müssen früher oder später gleichlautende Gegenübertragungsgefühle bewältigt werden: Ausweglosigkeit, Ohnmacht, Zukunftsangst, Hoffnungslosigkeit und Resignation, aber auch – möglicherweise unterdrückte – Aggression.

Das Gefängnis lähmender Gefühle teilen die an einer längeren Behandlung beteiligten Personen früher oder später mit den Erkrankten. Nicht selten wird mit komplementären Reaktionen von Ärger, starkem Handlungs- und Veränderungsdruck, Ausschlussbestrebungen oder enttäuschtem Rückzug reagiert.

Das Beispiel einer Stationsübergabe gibt diese Stimmung wieder und zeigt die einfache Nachfrage der Stationsleitung, die schließlich verschiedene Perspektiven zur Geltung kommen lässt. So einfach kann Mentalisierungsförderung sein.

BEISPIEL

Stationsleiterin: »Heute ist Herr D. in der Besprechung an der Reihe.«

Murren im Team.

Stationsleiterin: »Wer aus dem Pflegeteam hatte mit ihm in der letzten Woche am meisten zu tun?«

Pflegerin: »Ich. Es war genau wie die Woche davor: Er kommt zwar jetzt morgens aus dem Bett und ich musste ihn auch nicht mehr ins Bad bringen, aber dann wollte er wieder nicht essen. Es ist so schlimm mitanzusehen, wie er immer schwächer wird. Und dann diese ewigen Klagen, dass es von Tag zu Tag schlimmer wird. Ich habe ihm erklärt, was die letzte Woche alles besser geworden ist.«

Pfleger 1: »Aber er sagt dann einfach nur, dass es nie wieder besser wird, ich kann das langsam nicht mehr hören. Wollt ihr es bei Herrn D. nicht mal mit Elektrokrampftherapie versuchen?«

Oberarzt: »Ich weiß, dass es schwer auszuhalten ist, aber mit eurem Aktivierungskonzept und dem Antidepressivum, das wir vor vier Wochen neu angesetzt haben, wird es doch von Woche zu Woche besser. Neulich abends habe ich ihn sogar bei den anderen sitzen sehen. Aber die Stimmungsverbesserung wird sicher noch seine Zeit brauchen.«

Pfleger 1: »Ihr Ärzte habt gut reden, ihr müsst ihn ja nicht den ganzen Tag klagen hören.«

Stationsleiterin, *nach einer kleinen Pause*: »Haben denn alle den gleichen Eindruck vom Kontakt mit Herrn D.?«

Pflegerin: »Na, am Montag konnte ich mich beim Spazierengehen im Park sogar ein bisschen mit ihm unterhalten, und am Schluss hat er sich bedankt.«

Pfleger 2: »Und uns hat er gestern in der Ressourcengruppe von seinen Hobbys berichtet. Es ist schon beeindruckend, was er in gesundem Zustand alles so macht. Aber für ihn ist es auch schwer auszuhalten, wie gelähmt er sich noch fühlt.«

Pfleger 1: »Ach, sieh mal einer an! Na, mir hilft's schon, von euch zu hören, dass sich doch etwas tut. Ehrlich gesagt, hatte ich heute eigentlich echt keine Lust, auch nur eine Minute lang wieder über Herrn D. zu reden. Aber jetzt bin ich ein klein bisschen neugierig auf meine Schicht morgen.«

Mentalisieren ermöglicht es, die Erwartungen an positive Resultate der eigenen Behandlungs- oder Pflegetätigkeit in einem realistischen Rahmen zu halten. Das wird erleichtert, wenn klar ist, wo durch eigene sensible Themen (Notwendigkeit der Selbsterfahrung, Supervision und Gegenübertragungsanalyse) die Toleranz für depressive Äußerungen oder schleppende bis stagnierende Entwicklungen gering ist.

Psychiatrisch Tätige können mentalisierend nachvollziehen und den Erkrankten gegenüber validieren, dass es schlimm ist, sich ohne emotionalen, gedanklichen und interaktiven Spielraum zu erleben, obwohl dies sehnlichst gewünscht wird. Aber dazu gehört auch, dass von außen oft nur ansatzweise ein Verständnis des depressiven Leids möglich ist.

Mit diesem Gesamtverständnis kann das Ausmaß an Intensität, Komplexität und Eigenverantwortlichkeit an die sehr verschiedenen Möglichkeiten unterschiedlicher Patienten und Patientinnen angepasst werden. Gespräche werden bei Bedarf kürzer gehalten und strukturierter geführt, psychische Abwehrmechanismen werden gewürdigt und wesentlich vorsichtiger infrage gestellt. Die konkrete Begleitung durch einen für die Betroffenen so schwer zu bewältigenden Alltag hat in manchen Fällen Vorrang vor der Konfrontation mit Konfliktthemen, Traumaerinnerungen oder komplexen Entscheidungen. Einfache biologische Krankheitsmodelle können entlasten, ohne die komplexen psychologischen aus dem Blick zu lassen.

Manische Zustände

Manische Zustände und schwere Depressionen haben die Selbstwertproblematik gemeinsam, aber auch die zeitweise emotionale und kognitive Unzugänglichkeit der Betroffenen für andere Sichtweisen. Ebenso teilen beide Krankheitsbilder die gefühlte Ohnmacht und Hilflosigkeit auf Behandlerseite im Falle eines längeren Krankheitsverlaufs.

Manisch erkrankte Personen fallen auf mit ihrem ungebremsten Bestreben, sich als fröhlich, großartig oder, wenn sie vor allem gereizt sind, sich zumindest als mächtig zu erleben. In nicht manischen Zeiten wird von Betroffenen die Angst davor geäußert, bloß nicht wieder depressiv zu werden, oder es wird die Sehnsucht nach dem im bedrückenden Alltag fehlenden Hochgefühl benannt. Sind die Betroffenen aber akut manisch, so lösen sie zwangsläufig und vorhersehbar in ihrer (Behandlungs-)Umgebung weniger Verständnis aus, sondern eher Bestrebungen, erst einmal das krankheitstypische Verhalten zu begrenzen. Teilweise ist das dringend nötig zum Schutz der erkrankten Person oder ihrer Umgebung, aber manchmal entspringt es auch der Abwehr von Ohnmacht und Hilflosigkeit aufseiten der Behandlerinnen und Behandler.

Sich die innere Verfassung einer solchen Person zu vergegenwärtigen bedeutet, zu begreifen, wie wichtig ihr das Selbstwerterleben und die Souveränität sind. Auf dieses Mentalisieren aufbauend, sollten einschränkende Maßnahmen so gestaltet und kommuniziert werden, dass sich Erkrankte in einer manischen Phase möglichst wenig entwertet oder ohnmächtig ausgeliefert fühlen. Falls dies aber nicht vermeidbar ist, wie bei freiheitsentziehenden Maßnahmen oder anderen Zwangsmaßnahmen, fällt es Behandelnden, die sich mentalisierend mit dem manisch Erkrankten und der eigenen Gegenübertragung befassen, leichter, ihm einen gewissen Spielraum für souveräne Entscheidungen zu geben und das Bedauern darüber auszudrücken, wie viel Einschränkungen vorübergehend nötig sind. Nach der Genesung werden solche Äußerungen oft dankbar erwähnt, die Einschränkungen müssen aber auch offen nachbesprochen werden.

Ein Beispiel aus einer Konsiliartätigkeit führt dies plastisch vor Augen.

BEISPIEL

Internist, *am Telefon*: »Herr Kollege, kommen Sie doch bitte mal auf die Innere, Station 3. Hier ist jemand im weißen Kittel, der sagt, er sei der Chefarzt, und führt sich auch so auf, gibt Anordnungen, wir wissen gar nicht, was wir mit ihm machen sollen.«

Auf der Station kommt dem Psychiater ein hochgewachsener, ihm unbekannter Mitfünfziger mit sehr aufrechter Haltung im weißen Kittel entgegen. Es ist natürlich nicht der Chefarzt der Abteilung. Der Kittel sieht bei genauerem Hinsehen auch ziemlich heruntergekommen aus.

Der Psychiater stellt sich ihm höflich vor und fragt den angeblichen Chefarzt nach seinem Namen und seiner Funktion. Der stellt sich lediglich als der Chefarzt vor, gibt noch schnell über den Gang ein paar Anordnungen zu verstohlen herüberschauenden oder vorbeieilenden Krankenpflegern und einer Ärztin, dann lädt der Psychiater ihn ein, sich mal von Experte zu Experte bei ihm im Arztzimmer in der Psychiatrie zu unterhalten. Als beide durch den Gang zwischen den Abteilungen gehen, nimmt der Psychiater erstaunt wahr, wie der äußere Eindruck des manischen Patienten die vorbeikommenden Kollegen zum sehr respektvollen Grüßen bringt.

Als der Psychiater ihn schließlich als Erfahrenen anspricht, der sich auskennt, und ihm erläutert, dass er, wenn er in einer fremden Abteilung Anordnungen gebe, ohne die Patienten zu kennen, ja wisse, dass er diese gefährde, und dass er deshalb jetzt selbst in psychiatrischer Behandlung bleiben müsse, willigt der manische Patient ohne Diskussion ein.

Im Nachhinein stellte sich in diesem Fallbeispiel heraus, dass es sich um einen Mann handelte, der nach dem Scheitern seiner Ausbildung im Gesundheitsbereich eine manisch-depressive Erkrankung bekommen hatte, in der er immer wieder entweder die Verzweiflung über sein Scheitern beklagte und sich generalisierend nur noch als wertlos ansah. Oder aber er setzte sich über sein Leid hinweg und genoss die grandiose Gegenwelt als »Chefarzt«. Wie sich mit der Zeit zeigte, halfen ihm seine Kenntnisse im Gesundheitswesen immer wieder dabei, in verschiedenen Kliniken der Region für ganz kurze Zeit seine Wirkung zu genießen. Das machte es ihm auch so schwer, sich auf eine gute phasenvorbeugende Behandlung einzulassen.

Bei manischen Patienten sollte mit dem gesamten Stationsteam frühzeitig mentalisiert werden, wie die Gefühls- und Bedürfnislage sowohl auf Patienten- als auch auf Teamseite aussieht. Wenn es sich nämlich nicht um eine leichtere und freundliche Form der Störung handelt, dann können im Team sehr schnell die Ohnmacht und die Gereiztheit verhindern, dass die sehr unterschiedlichen Behandlungsanforderungen balanciert zusammengeführt werden.

Psychosen

Viele zum Thema der Depressionen und Manien bereits erwähnten Kennzeichen der Mentalisierungsbeeinträchtigung gelten auch für die verschiedenen Formen von Psychosen. Zwei Quellen, die einen ausführlichen Bezug zum Mentalisierungskonzept herstellen (Brent u. a. 2014; Felsberger 2021), sind besonders für psychiatrisch Tätige zu empfehlen, die sich für Psychosenpsychotherapie interessieren. An dieser Stelle sollen vor allem einige zentrale Gesichtspunkte beleuchtet werden, die den berufsgruppenübergreifenden alltäglichen Umgang mit psychotischen Menschen und damit die Genesungsprozesse erleichtern.

Für Behandelnde, Pflegende und Angehörige erfordert es Mühe, sich in die Zähigkeit des Denkens und Fühlens bei Minussymptomatik mentalisierend einzufühlen oder jene Gefühle und Bedürfnisse zu versuchen zu verstehen, die in einem Wahnsystem enthalten sind, statt es nur als »verrückt« abzutun. Insbesondere hat sich bewährt, darauf zu achten, wie Menschen mit einer Psychose den Kontakt regulieren. Wann lassen sie Nähe und Bezogenheit zu, oder benötigen sie vielleicht sogar die Gegenwart anderer Personen, um beängstigenden inneren Zuständen etwas von außen Kommendes entgegenzusetzen? Wann jedoch benötigen sie einen Rückzugsraum?

BEISPIEL

Patient: »Ich kann heute nicht in die Tagesklinik gehen.«

Ehefrau: »Wieso, was ist denn mit dir?«

Patient: »Ich fühle mich so merkwürdig heute Morgen. Alles ist so merkwürdig. Das macht mir Angst.«

Ehefrau: »Aber die letzten Tage ging es doch, dann schaffst du es heute bestimmt auch.«

Patient: »Alles ist so merkwürdig heute Morgen.«

Ehefrau *will ihn in den Arm nehmen, er weicht zurück, sie wird emotionaler*: »Ich habe mich so gefreut, dass du endlich in Behandlung gehst.«

Gereizter: »Was ist denn das heute schon wieder. Welche Gründe hast du denn jetzt wieder, Angst zu haben? Du hast erzählt, dass die Leute dort nett sind, dass du gut empfangen wurdest, keiner hat dich bedrängt. Gib dir einen Ruck und geh hin!«

Patient: »Ich habe Angst, schau, draußen das Licht ist so komisch. Ist irgendwie unheimlich. Die warten auf mich.«

Ehefrau: »Ja, natürlich warten die in der Tagesklinik auf dich, schon seit einer halben Stunde.«

Patient, *verzweifelt*: »Nein, nicht die in der Tagesklinik. Wenn ich mich jetzt auf den Weg mache, kriegen die mich. Die vom KGB sind überall.«

Ein Rückzugsraum kann wörtlich verstanden sein als Ort, an dem psychotische Menschen allein sein können, um sich vor Reizüberflutung zu schützen. Das gilt gleichermaßen für ein Behandlungssetting wie für eine häusliche Umgebung. Oder der Rückzug geschieht durch einen Wechsel in eine dem Gegenüber unzugängliche Welt von Wahn oder Halluzination. Wird in diesen Situationen ganz engagiert, aber ohne Verständnis für die innere Bedürfnislage eines erkrankten Menschen von Pflegenden oder Behandelnden nach Einzelheiten der psychotischen Erlebniswelt gefragt oder versuchen Angehörige mit zunehmender Genervtheit, den Erkrankten von der Unsinnigkeit seiner Gedanken zu überzeugen, dann kann es sein, dass er noch mehr unter Druck kommt und die Flucht in die psychotische Fantasiewelt damit weiter verstärkt wird.

Beim gemeinsamen oder bei Bedarf auch zunächst nur von Behandlerseite erfolgenden Mentalisieren geht es also nicht sofort oder vor allem um die Symbolkraft der psychotischen Bilder, sondern zunächst darum, zu erfassen, wann das Öffnen oder Verschließen innerer Räume für das gemeinsame Erforschen möglich und sinnvoll ist.

Psychotisches Denken, Fühlen und Handeln kann als Regulationsversuch dessen verstanden werden, was mentalisierend noch nicht bewältigt

werden kann. Das mentalisierende Behandlungsteam versucht herauszufinden, wann eine verstehende Nähe, wann ein abgrenzendes Nichtverstehen und wann ein Einfach-in-Ruhe-Lassen sinnvoll ist.

NÄHE UND DISTANZ Die mentalisierende Haltung erleichtert psychiatrisch Tätigen die Feinregulation von Kontakten. Zeitnah die Situationen zu erkennen, in denen über psychotische Symptomatik Nähe und Intensität des Erlebens reguliert werden, ermöglicht es im Behandlungsverlauf, für diese Regulation andere Strategien zu entwickeln.

Im Gespräch spielen *moderierende Interventionen* eine zentrale Rolle, in denen Gedanken, Gefühle, Erlebnisse von Patientinnen und Patienten, der Verlauf der letzten Sitzung oder im Fall von Gruppenbehandlung auch die Beiträge verschiedener Teilnehmer mentalisierend in Bezug zueinander gesetzt werden. Mit dem therapeutisch-moderierend eingebrachten Mentalisieren erleben sich Psychosekranke, die ein positives Gefühl für die eigenen Einflussmöglichkeiten verloren haben, wieder als regulierende Akteurinnen und Akteure des Geschehens.

Ein Beispiel hierzu stammt aus einer psychiatrischen Stationsgruppe mit psychotischen Menschen:

BEISPIEL

Maria: »Robert hat mir vorhin gesagt, dass er alles hier schlimm findet und nur noch nach Hause möchte. Jetzt ist er nicht da. Das macht mich ganz traurig.«

Die Tür geht auf. Robert kommt zu spät. Schweigen in der Gruppe.

Therapeutin *kürzt das Schweigen ab:* »Guten Tag, Robert. Maria hat gerade berichtet, dass sie das Gespräch noch beschäftigt, das Sie beide vor der Gruppe miteinander darüber hatten, wie es hier ist. Wäre das hier auch ein Thema für Sie?«

Robert: »Hm, ja.« *Schweigt.*

Therapeutin: »Maria, es klang so, dass Roberts Meinung Ihnen wichtig ist.«

Maria: »Ja, und ich möchte ihm gerne helfen, dass es ihm endlich besser geht.«

Robert: »Mir kann keiner helfen. Lass mich im Augenblick lieber allein.«

Maria: »Und das macht mich so traurig. Aber dann lass ich dich lieber in Ruhe.«

Therapeutin, *an Robert gewandt:* »Dann ist ja Ihr Wunsch bei Maria angekommen. In Ordnung so?«

Robert, *zu Maria gewandt:* »Na ja, nur halb. Manchmal finde ich es auch gut, wenn du mich ansprichst, auch wenn ich dann nicht so gesprächig bin.«

Ein spontaner Gesprächsverlauf hätte vielleicht so ausgesehen, dass Marias Anliegen unbezogen im Raum gestanden hätte, vielleicht auch deshalb, weil die Klärung noch anstand, warum Robert zu spät kam. Dann wäre es vermutlich um die faktische Ebene gegangen, was durchaus ein verständliches Vorgehen gewesen wäre. Die Therapeutin schätzt die ihr vertrauten Teilnehmer aber anders ein und versucht, ihnen einen Zugang zu ihrer mentalen Welt zu ebnen, indem sie herausarbeitet, wer sich auf wen bezieht und dass es Wünsche aneinander gibt. Wären von den Beteiligten Signale gekommen, dass die Nähe nicht gut zu ertragen gewesen wäre, hätte die Therapeutin schnell ihre Strategie anpassen müssen. So aber kommt sogar der verschlossene Robert am Schluss zu einem für ihn ungewöhnlich offenen Beziehungsangebot. Dies noch zu loben würde aber vermutlich seine Toleranzgrenze übersteigen.

In der Praxis lässt sich beobachten, dass durch eine geschärfte Aufmerksamkeit für die Feinheiten der Äußerung mentaler Zustände, Intentionen und Bedürfnisse, und zwar sowohl auf Patienten- als auch auf Behandlerseite, die Häufigkeit von Eskalationen und sogar die Medikamentengaben reduziert werden können und wesentlich mildere Krankheitsverläufe möglich sind als ohne einen mentalisierenden Fokus.

Der sich vom KGB bedroht fühlende Ehemann, Herr G., ist nach einer beinahe in Handgreiflichkeiten ausgearteten Eskalation mit seinem

Nachbarn und einer Verbarrikadierung in seinem Zimmer neu auf eine geschlossene psychiatrische Aufnahmestation gekommen. Unter ungünstigen, aber durchaus realistischen Bedingungen knappen Personals oder auch einer nicht mentalisierenden Haltung, aus der heraus das Stationsteam nach der häuslichen Vorgeschichte schaut, aber nicht nach dem Innenleben des Patienten, könnte das Team sich denken, dass ein aggressiver und paranoider Patient erst einmal eine Menge Sedierung benötigt. Vielleicht wird ein Isolierzimmer für ihn freigemacht und vielleicht hört man aus dem Team Einschätzungen, dass man mit ihm gerade sowieso nicht vernünftig reden könne.

Von ärztlicher Seite wird kurz ein psychopathologischer Befund erhoben und eine orientierende körperliche Untersuchung durchgeführt, dann wird ihm eine Kombination von Anxiolytika und sedierenden Antipsychotika angeboten. Wenn der Patient diese Vorgehensweise als Entlastung von seinen Ängsten ansieht, gelingt diese Strategie. Dafür müsste er aber zumindest teilweise in einem reflektierenden Modus realisieren, dass es angstmachende Fantasien im Rahmen seiner Erkrankung sind, von denen er sich durch die Medikation Entlastung verschaffen kann.

Wahnhaft, wie er ist, kann er aber vielleicht gar nicht anders empfinden, als dass ihm mit Sedierung der letzte Rest an Aufmerksamkeit und Vorsicht vor der als real empfundenen KGB-Gefahr genommen wird. Schlimmstenfalls wird als Reaktion die Paranoia auf das Behandlungsteam ausgeweitet, da es dann als mit dem Geheimdienst unter einer Decke steckend fantasiert wird. Dann fühlt er sich nicht nur mit seinen Ängsten allein gelassen, sondern hat auch allen Grund, sich durch die Behandlungsmaßnahmen bedroht zu fühlen und sich dagegen mit allen Mitteln zu wehren. Eine neue Eskalationsstufe ist damit eingeleitet, die in einer Zwangsmedikation mit noch höheren Medikamentendosierungen münden könnte.

Manchmal ist dies nicht zu vermeiden, besonders unter schwierigen äußeren Umständen, und ein differenzierter Austausch ist erst im Nachhinein zu realisieren. Aber hin und wieder gelingt eine Weichenstellung in eine ganz andere Richtung bereits zu Beginn. Aus einem am Mentalisierungsmodell geschulten Team sitzen ihm nun zuerst eine Psychiaterin, später noch ein dazukommender Krankenpfleger gegenüber.

BEISPIEL

Psychiaterin, *nach der gegenseitigen Vorstellung und vermeidet dabei Bewertungen und Zuschreibungen des Patientenverhaltens als krank, weil sie noch nicht weiß, wie der Patient selbst über sein Erleben und Verhalten denkt:* »Ich habe bisher nur vom Rettungsdienst gehört, dass es zu Hause sehr schwierig gewesen sein soll, besonders mit den Nachbarn, und dass Sie sich über Tage in Ihrem Zimmer eingeschlossen hätten. Ich möchte aber auch Sie dazu hören. Stimmt das so? Und wie kam es dazu?«

Herr G.: »Alle stecken unter einer Decke, die Nachbarn, die mich im Auftrag vom KGB mit ihrem Radio beschallen und in den Wahnsinn treiben sollen, selbst meine Frau, die den Rettungswagen gerufen hat.«

Psychiaterin: »Das ist eine schwierige Situation für Sie, in der Sie hierherkommen. Macht die Ihnen Angst?«

Herr G., *etwas entrüstet:* »Haben Sie eine Ahnung! Ich konnte keine Sekunde mehr aus meinem Zimmer gehen, überall lauern sie.«

Psychiaterin *zeigt Interesse, betont dabei aber die Grenze des Verstehens als Kontrast zu dem Erleben des Patienten von grenzüberschreitender, ins Privateste eindringender Bedrohung:* »Ich war ja nicht dabei und verstehe die Lage noch nicht richtig. Ich höre nur, dass Sie fürchterliche Angst hatten. Sie hatten vorhin den KGB erwähnt, geht es darum?«

Herr G.: »Ja, und auch hier habe ich Angst.«

Psychiaterin: »Vielleicht können wir es aber hier auf Station so machen, dass Sie sich etwas geschützter fühlen. Hier kommt ja kein Unbefugter herein. Ich möchte gerne den Krankenpfleger dazuholen, der sich Ihnen ja schon vorgestellt hat, damit wir mit Ihnen überlegen können, was Ihnen hier guttut, ja?«

Als kein Widerspruch kommt, holt sie ihn.

Krankenpfleger, *nachdem er eine kurze Zusammenfassung gehört hat:* »Weil ich Sie noch nicht kenne, würde ich gerne von Ihnen hören, ob es Ihnen mehr hilft, wenn Sie mit den anderen Patienten ein bisschen zusammensitzen oder mit unserem Pflegeteam, oder aber ob Sie sich lieber etwas zurückziehen wollen.«

Herr G.: »Wenn ich mich hier wirklich sicher fühlen kann, dann will ich auch wieder mit anderen zu tun haben.«

Krankenpfleger: »Okay, ich nehme Sie nachher zu den anderen mit, ich zeige Ihnen aber auch die Orte auf der Station, die Sie für Rückzug oder Sich-Ablenken nutzen können.«

Psychiaterin: »Und wir sollten zusammen entscheiden, ob es Ihnen helfen kann, wenn Ihre Angst vor dem KGB nicht Ihr ganzes Denken terrorisiert. Sie könnten sich mithilfe von Medikamenten etwas dagegen schützen, entweder mit solchen, bei denen Sie ganz wach und aktiv bleiben, die Ihnen aber helfen könnten, Ihre Gedanken etwas zu ordnen, oder aber mit Medikamenten, die Ihnen helfen, zur Ruhe zu kommen und etwas zu schlafen.«

Herr G.: »Ich würde so gerne wieder schlafen. Aber *(und er schaut etwas misstrauisch um sich)* wer weiß, was die Medikamente mit mir machen.«

Psychiaterin: »Sie sind derjenige, dem die Substanz nutzen soll. Nur Sie können nach einiger Zeit der Einnahme beurteilen, ob ein bestimmtes Medikament Ihnen hilft, sich stabiler und stärker zu fühlen, und ob Sie es weiter einnehmen wollen. Was meinen Sie?«

Herr G.: »Jetzt gehe ich erst einmal zu den anderen Patienten, mal sehen, wie sicher die sich hier fühlen. Wenn ich etwas zur Beruhigung brauche, melde ich mich.«

Psychiatrieerfahrenen wird ein Aspekt dieser – hier idealtypisch dargestellten – Episode vertraut vorkommen. Hier wird nämlich konsequent jede Entscheidung transparent gemacht, die dahinterstehende Absicht erklärt und so viel Entscheidungsverantwortung wie möglich mit dem Patienten geteilt, bekannt unter der Bezeichnung »Shared Decision Making«.

Was hier in Bezug auf das Mentalisieren geschieht, ist, dass Herr G. und das Behandlungsteam sich gegenseitig kennenlernen, dass Herr G. das therapeutische Interesse für seine Sichtweise und seine Bedürfnisse spürt und dass die Psychiaterin und der Krankenpfleger ihr Vorgehen darauf abstimmen können. Diese neugierige und respektvolle Haltung beruhigt Herrn G. und reduziert so den Bedarf an sedierenden Medikamenten. Sie garantiert nicht, dass Eskalationen später doch noch geschehen, aber sie provoziert solche auch nicht.

Shared Decision Making profitiert davon, dass der mentale Zustand eines erkrankten Menschen, vor allem die Bereitschaft und die Fähigkeit zum Entscheiden, schnell während des Dialogs eingeschätzt und die Gesprächsführung darauf abgestimmt werden kann.

Angst- und Zwangsstörungen

Typisch für die Dynamik bei Angst- und Zwangsstörungen ist die Beeinträchtigung des Mentalisierens durch eine massive Anspannung. Die kann so beeinträchtigend sein, dass zeitweise kein Perspektivwechsel mehr möglich ist, der zu einer Relativierung der beängstigenden Fantasien führen könnte (Äquivalenzmodus). Hierin ähnelt die Mentalisierungseinschränkung derjenigen bei einer schweren Depression, jedoch ist bei Angst- und Zwangserkrankungen die Zuspitzung oftmals an umschriebene Auslösesituationen gebunden und deutlich zeitbegrenzt. Nimmt dagegen die Anspannung ab, dann kann im Nachhinein die Relativierung stattfinden. Jedoch kommt es nicht selten mit zunehmender Verselbstständigung des Teufelskreises von Angst, Körperreaktionen und Angst vor der

Angst zu immer unklareren Zusammenhängen mit den ursprünglichen Auslösern.

Es folgt ein Beispiel aus der Notaufnahme eines Krankenhauses:

BEISPIEL

Patient, *zur gestressten Ärztin der Notaufnahme:* »Nein, glauben Sie mir, ich habe schon einige solcher Aktionen hinter mir. Zuerst bin ich ganz sicher, dass ich gerade einen Schlaganfall bekomme oder einen Herzinfarkt oder was weiß ich was, was noch niemand entdeckt hat, und rufe die 112 an. Aber sobald ich die Sirene höre und die Sanitäter sehe, weiß ich: Es war wieder eine Panikattacke. Aber die bringen mich dann immer zur Sicherheit in irgendeine Notaufnahme. Aber hier, nein, hier war ich noch nicht. Und ich weiß schon, was jetzt kommt: Nein, Sie brauchen jetzt kein EKG, kein Röntgenbild vom Kopf oder etwas anderes zu machen, alles Mögliche ist die letzten Monate schon gelaufen.«

Ärztin, *angesichts der Warteschlange in der Notaufnahme einerseits genervt von einem »Psycho«, mit dem sie sich auf ein Gespräch einlassen muss, andererseits auch pflichterfüllt besorgt:* »Wollen wir nicht doch zur Sicherheit lieber ein EKG und eine Kernspinaufnahme machen? Ich möchte nichts übersehen. Melden Sie sich mal bei der Anmeldung, die sagen Ihnen, wo Sie hinmüssen.«

Patient: »Ach, um ganz sicherzugehen? Gibt es denn doch Hinweise, sodass Sie sich nicht ganz sicher sind? Oh, ich spüre schon wieder das Zittern und den Schwindel kommen.«

In dieser Situation konkurrieren das Wissen des Patienten um sein ihm nach seiner Beruhigung wieder präsentes störungsbedingtes Erlebensmuster und das Sicherheitsbestreben der Aufnahmeärztin, die sich Rückhalt von einer apparatemedizinischen Abklärung verspricht.

Die mentale Situation des Patienten vergegenwärtigend, hätte die Ärztin nach der Erklärung des Patienten anders reagieren können. Etwa:

Ärztin: »Sie kennen anscheinend aus Erfahrung, wie schnell Sie darauf reagieren, wenn medizinisches Personal anwesend ist. Ist das heute auch so gewesen.«

Patient: »Ja, und jetzt geht's mir wieder gut. Deshalb sage ich ja, dass Sie keine Diagnostik zu machen brauchen.«

Ärztin: »Ich freue mich, dass es Ihnen wieder besser geht. Aber ich habe noch ein paar Fragen zu den Untersuchungen die letzten Monate, von denen Sie gesprochen haben. Zu Ihrer Absicherung möchte ich wissen, was wann und mit welchem Ergebnis gelaufen ist.«

Patient: »Ich habe zur Sicherheit immer alle Unterlagen bei mir – falls mir etwas zustößt. Schauen Sie mal!«

Ärztin, *nach der Durchsicht:* »Alles für den Ausschluss einer körperlichen Erkrankung Wichtige ist abgeklärt. Wissen Sie, die Werte von Pulsfrequenz und Blutdruck habe ich schon von der Pflege bekommen, ich horche noch einmal schnell auf Herz und Lunge, und dann können Sie nach Hause. Was mir am meisten Sorge macht, ist, ob Sie genügend unternehmen, um gezielt die Panikstörung anzugehen. Sonst sehen wir uns hier immer wieder, aber Sie kommen nicht wirklich voran und sind immer frustrierter.«

Eine Entspannung kann bei Angst- und Zwangsstörungen durch Abwehrmechanismen erreicht werden, Verhaltensweisen, welche entängstigen, aber zugleich die Krankheit aufrechterhalten. Darunter fallen zum Beispiel die Vermeidung der Angstauslöser oder Zwangshandlungen. Die bessere Option ist, dass Ängste und Zwänge verstanden und bewältigt werden.

SEKUNDÄRER KRANKHEITSGEWINN Im Verlauf von Behandlungen müssen psychiatrisch Tätige erleben, wie Ängste und Zwänge den Erkrankten – aber auch den Behandlern – unsinnig, aber darum umso quälender vorkommen. Mentalisieren bedeutet für professionelle Helfer, dass sie sich neben dem Empfinden für die Not und Hilfsbedürftigkeit der Erkrankten auch ein inneres Bild von der Erleichterung machen können, die durch die oben erwähnten Abwehrmechanismen und ein Weiterbestehen der Symptomatik entsteht. Mit diesem Mentalisierungsschritt wachsen der Respekt vor der Hartnäckigkeit der Erlebens- und Verhaltensmuster der Erkrankten und die Geduld im Umgang mit ihnen. Der Krankheitsgewinn kann für Patienten zum Beispiel darin bestehen, beängstigende Wünsche und Impulse mithilfe der Erkrankung nicht spüren zu müssen oder besser beherrschen zu können. Dieses psychodynamische oder kognitiv-verhaltenstherapeutische Verstehen unbewusster Ängste muss mentalisierend damit abgeglichen werden, was eine erkrankte Person hören, verstehen, verarbeiten und im Alltag nutzen kann.

Ein Beispiel aus einer Tagesklinik verdeutlicht dies.

BEISPIEL

Patientin: »Ich hasse meinen Mann! Heute Morgen hat er wieder nicht mitgedacht. Unsere Tochter hat direkt vor seinen Augen geheult. Meinen Sie, er hat das bemerkt? Er merkt nichts, er macht nichts, und ich rackere mich den ganzen Tag ab, im Job und zu Hause, alles bleibt an mir hängen, und dann trinkt er zu viel und meckert nur noch an mir herum. Das geht so lange, bis ich wieder hier lande. Und dazu kommen noch diese blöden Zwangsgedanken. Ich traue mich gar nicht mehr aus dem Haus, ich habe einfach Angst, wahllos irgendjemanden zu ermorden. Ohne jeden Grund, aus heiterem Himmel. Und in die Küche kann ich auch nicht mehr, da liegen Messer! Kennen Sie das?«

Therapeut: »Was ich höre, ist, dass Sie sehr besorgt sind, jemandem ohne Grund etwas Schlimmes anzutun. Und damit das nicht passiert, verzichten Sie auf eine Menge Dinge, die Sie sonst machen würden.«

Patientin: »Ja, ich mache gar nichts mehr, was ich nicht unbedingt zu Hause erledigen muss. Meine Freundinnen sagen: ›Du spinnst, schmeiß deinen Mann raus oder geh selbst!‹ Aber da darf ich gar nicht dran denken, dann wird alles noch viel schlimmer. Dann habe ich sogar Angst, meinen Kindern etwas anzutun. Außerdem kann ich ihn gar nicht rausschmeißen. In meinem Zustand kann ich ohne ihn weder für die Kinder sorgen noch das Haus halten. Und ihn auszahlen und Unterhalt bezahlen wäre mein finanzieller Totalruin! Und Abstand von den Kindern – das könnte ich einfach nicht ertragen!«

Therapeut: »Ich begreife langsam, wie wenig Spielraum Sie haben. Selbst als Außenstehender stelle ich es mir enorm schwierig vor, sich damit abfinden zu müssen. Haben Sie denn in anderen Lebensbereichen etwas, um sich ein bisschen wohler zu fühlen.«

Patientin: »Ja, ich habe hier in der Tagesklinikzeit nach langer Pause wieder angefangen zu malen. Da bin ich in einer ganz anderen Welt. Das tut mir gut, viel mehr, als ich am Anfang gedacht hätte.«

Wenn eine Konfliktbearbeitung nicht möglich ist, aus welchen inneren und äußeren Gründen auch immer, kann Mentalisieren dazu verhelfen, präzise darauf zu fokussieren, wo sich Patientinnen und Patienten gefahrloser souverän handelnd und autonom fühlen und wo sie ihr Schicksal erträglicher machen können. Aber selbst das kann bei bestimmten Personen schon Ängste vor der eigenen Courage oder dem eigenen Versagen bei größeren Schritten in die Autonomie hervorrufen.

Zugang zu den blockierenden Faktoren findet sich meist nur durch ein vertieftes gemeinsames Erforschen der im Bereich der Wünsche, Bedürfnisse und Impulse liegenden, teils unbewussten Konflikte von Patientinnen und Patienten. Doch ist in der Anspannung genau die dafür benötigte Fähigkeit blockiert, neugierig innezuhalten, die Perspektive zu wechseln und beweglich nachzudenken. Solange es also massive Mentalisierungsblockaden gibt, geht es nicht vorrangig darum, unbewusste, verborgene Konflikte möglichst zügig zu ergründen und ins Gespräch zu bringen, um sie dann den Interpretationen der erkrankten Personen mittels psychodynamischer Deutungen oder sokratischer Fragetechnik entgegenzuhalten. Stattdessen soll die Fähigkeit, zu mentalisieren, also überhaupt ein differenziertes Bild vom eigenen psychischen Funktionieren entwerfen zu können, (wieder-) erlangt werden. Die erst dadurch mögliche inhaltliche Arbeit bekommt dann auch eine erlebbare Bedeutung für die Erkrankten.

BEISPIEL (FORTSETZUNG)

Therapeut: »Schön, dass Sie hier die Kunst für sich wiederentdeckt haben. Ich bin ein bisschen neugierig geworden. Was gefällt Ihnen denn daran?«

Patientin: »Wenn ich male, dann fühle ich mich frei. Farben, Formen, Material und was ich male, alles kann *ich* entscheiden. Ich brauche auf niemanden Rücksicht zu nehmen, ich kann mich einfach meinen Einfällen überlassen. Und dann lege ich los und schaue einfach, wo mich meine Fantasie hinführt.«

Therapeut: »Sie strahlen ja über das ganze Gesicht, wenn Sie davon erzählen! Das scheint viel in Ihnen zu bewegen, denn vorhin haben Sie noch so verdrießlich geguckt.«

Patientin: »Können Sie das nicht verstehen? Jeder Schritt, den ich im richtigen Leben mache, macht mir Angst. Sogar, wenn ich nur dran denke. Nur beim Malen kann ich das mal alles vergessen.«

Therapeut: »Ja, das begreife ich. Wenn Ihnen sonst im Leben alles zu viel ist, schaffen Sie sich ein geschütztes Plätzchen. Hilft Ihnen das denn auch, wenn Sie wieder mit Ihren Sorgen zu tun bekommen?«

Patientin: »Ja, … also eigentlich nein. Manchmal nach dem Malen habe ich so richtig Mut und Energie, mein Leben in die Hand zu nehmen und etwas zu ändern. Aber dann kommen wieder die Zwangsgedanken, das ist dann wie eine Vollbremsung auf der Autobahn.«

Therapeut: »Das stelle ich mir sehr frustrierend vor, wenn Ihre Aufbruchsstimmung so blockiert ist.« *Testet, ob die Mentalisierungsfähigkeit schon eine Arbeit an der Bedeutung der Symptomatik verträgt:* »Allerdings, wenn ich auf der Autobahn so schnell stoppen muss, ist das ja auch nicht ohne Grund. Haben Sie selbst denn irgendeine Idee, wofür es gut sein kann, dass Sie Ihr bisheriges Leben derzeit lieber nicht so radikal ändern wollen.«

Patientin: »Na, ich stünde nach einer Trennung völlig hilflos da, ich wüsste nicht, wie ich … ehrlich gesagt, ich traue es mir gar nicht zu … Oje, jetzt bekomme ich wieder diese Gedanken.«

Therapeut: »Sie meinen die Zwangsgedanken, die ich von Ihnen kenne?« *Als die Patientin nickt:* »Gerade jetzt, das ist schon besonders.«

Patientin, *erstaunt:* »Wie meinen Sie das?«

Therapeut: »Wir könnten zusammen erforschen, was hier eben passiert ist. Denn dass die Zwangsgedanken auch bei uns im Gespräch kommen, ist ja eine besondere Chance, sie zu verstehen. Dann sind sie nicht mehr so unheimlich.«

Therapeut *mentalisiert, dass die Patientin doch mehr Abstand zu den angstmachenden Themen benötigt, als er anfänglich dachte, weiß aber noch nicht, wie viel. Er schlägt deshalb die Videotechnik vor:* »Wir könnten zuerst schauen, ob Sie das Gefühl wieder zu fassen bekommen, als es Ihnen vorhin beim Reden über Kunst noch richtig gut ging. Und dann gehen wir Schritt für Schritt weiter, sodass wir dem vielleicht näherkommen, wie es gerade jetzt zu den Zwangsgedanken kam.«

Patientin: »Eigentlich wird es mir jetzt zu viel. Ich sollte mal in den Kunstraum gehen und etwas malen.«

Therapeut: »Gut, dann gönnen Sie sich gerne diesen Abstand, wir holen unsere Forschungsreise nach.«

Patientin: »Danke für Ihr Verständnis. Aber vielleicht bin ja bis dahin auch schon selbst darauf gekommen, was eben los war.«

Mentalisierungsbasierte Strategien bei magischem Denken zielen darauf ab, die innere Repräsentanz und das Bewusstsein dafür zu stärken, dass sich Innen- und Außenwelt, dass sich Mentales einerseits und konkretes Handeln andererseits zwar gegenseitig stark beeinflussen, aber auch deutlich voneinander unterscheiden. Eine durch das Mentalisieren zu fördernde wichtige Ich-Funktion ist es, solche konflikthaften Erlebensanteile zu einem Ganzen zu integrieren. Hier findet sich eine klassische Bearbeitung innerer Konflikte wieder. Der große Unterschied zu einer konventionellen Arbeit an neurotischen Konflikten ist, dass der Fokus immer wieder darauf gerichtet wird, die Mentalisierungsfähigkeit der Erkrankten wiederherzustellen. Erst durch diesen Schritt können katastrophisierende Angstfantasien als *Fantasien* sowie magisches Denken als *Denken* erkannt und erlebt werden. > Weltwahrnehmung, Seiten 20, 37, 53 ff.

Die oben bereits erwähnte Patientin mit Zwangsgedanken konnte das zum Ende ihrer Behandlung so zusammenfassen: »Irgendwann war mir auch in den schwierigsten Situationen klar, dass meine Gedanken niemanden draußen auf der Straße oder in meiner Familie umbringen. Es sind halt nur Gedanken. Da konnte ich endlich wieder nach draußen gehen. Nur, Messer zu benutzen war noch schwierig. Später, als ich dann begriff, was die Zwangsgedanken mit meinen Gefühlen und Wünschen zu tun haben, ging es mir noch mal total schlecht. Da half mir auch das Malen nicht mehr. Irgendwie hat mir das einen Ruck gegeben. Ich habe mir gesagt: ›Trennen kannst du dich nicht, also musst du jetzt etwas riskieren.‹ Dann habe ich zum ersten Mal angefangen, meinem Mann konsequent zu sagen, wenn mir was nicht passt. Manchmal kann er nicht aus seiner Haut, aber manchmal bin ich überrascht, dass er mehr einsieht und umsetzt, als ich gedacht hatte. Und er geht jetzt in eine Suchtselbsthilfegruppe.«

Die pflegerische Stationsleitung der Tagesklinik gab diese Zusammenfassung der Behandlung:

»Es waren furchtbar quälende Wochen, in denen wir mitansehen mussten, wie schlecht sich die Patientin von ihrem Mann behandeln ließ und wie schlecht sie mit sich selbst umging. Nicht nur, dass jede Ermutigung und dass jede Planung, um ihre Alltagsfähigkeiten zu stärken, ins Leere liefen, auch die Entspannungstechniken oder bei Zwangsgedanken die Methoden zum Gedankenstopp halfen nicht.

Es war unter diesen Umständen auch schwer, ihr gegenüber freundlich zu bleiben. Manchmal hätte ich sie schütteln können, damit sie endlich in die Gänge kommt. Manchmal hatte ich aber auch keine Lust mehr, mir immer dieselben Familiendramen von ihr anzuhören. Die Hoffnung auf Besserung hatten wir bei ihr beinahe schon aufgegeben.

Die Wendung kam, als wir bei uns selbst erkannten, dass wir als Team dasselbe machten wie sie mit ihrem Mann. Wir hatten uns ständig den Kopf zermartert, was wir ihr Gutes tun können – aber ohne ihre eigene Sicht einzubeziehen. Dabei hatte sie selbst schon für sich entdeckt, was ihr von unseren Angeboten half. Erst unser Austausch mit der Kunsttherapeutin und unser Interesse für die ganz eigene Strategie der Patientin gaben ihr das Gefühl, dass sie mit uns als Rückhalt etwas riskieren kann.

Je mehr wir ihre Perspektive mit unserer verglichen, desto mehr mussten wir aber auch akzeptieren, dass die Patientin die schlimmen Verhältnisse nicht einfach abschütteln konnte. Es war mühsam, sich in ihre Überzeugung hineinzuversetzen, dass ihre reale Abhängigkeit vom Ehemann jeden größeren Befreiungsschritt enorm bedrohlich machte. Aber nur so gelang endlich eine Strategie mit ihr, in der es für sie nicht mehr entweder um ein gelähmtes Abfinden mit all dem Elend in Verbindung mit aggressiven Zwangsgedanken oder um den totalen Ausbruch aus den bestehenden Verhältnissen ging, sondern um machbare kleine Schritte. Dem Mann mal richtig die Meinung zu sagen, was sein Verhalten anrichtet, ist eben nicht dasselbe wie ein Mord am Ehemann.«

Der metakognitive Schritt beim Mentalisieren, nämlich das Verstehen, wie die eigene Psyche funktioniert, lässt sich gut mit den gängigen und wirksamen Expositionstechniken der Verhaltenstherapie kombinieren. Wenn zum Beispiel das Abklingen von Anspannung während einer Exposition im Nachhinein verstanden wird, dann wächst das Empfinden dafür, dass Fantasien nur Fantasien sind und dass keine Katastrophe geschieht, wenn Vermeidungsverhalten oder Zwangshandlungen unterbunden werden.

Doch selbst bei gelingenden verhaltenstherapeutischen Expositionen haben manche Erkrankte Schwierigkeiten, den Erfolg als bedeutsam anzuerkennen, ihn als nachhaltig hilfreich zu erleben oder im Sinne einer Selbstwirksamkeitsüberzeugung auf kommende Situationen zu übertragen. Wichtig für die Einbindung von Expositionen in eine mentalisierungsfördernde Therapie sind deshalb solche Übungen, die den gesunden Intentionen des Patienten entsprechen. Sinnentleerte angstverstärkende Interventionen verstärken dagegen die Mentalisierungsblockaden.

Insbesondere bei Ängsten und Zwängen, die mit komplexen Traumaerfahrungen assoziiert sind, kann durch vorheriges sorgfältiges Mentalisieren eine Überforderung durch Expositionen vermieden werden. Für diese Personen kann der Behandlungsfokus vorrangig auf die Mentalisierungsförderung und die Rückgewinnung einer stabilen Selbstwirksamkeitsüberzeugung gerichtet werden. Dieses Vorgehen ist gut kompatibel mit verschiedenen achtsamkeitsbasierten und traumatherapeutischen Methoden.

Das psychodynamische Mentalisierungskonzept lässt sich auch beim Einsatz von verhaltenstherapeutischen Techniken, die in der Behandlung von Angst- und Zwangserkrankungen erprobt sind, sehr gut nutzen, vor allem in Zusammenhang mit Expositionen, aber auch mit achtsamkeitsfokussierenden Methoden. Allerdings unterscheidet sich die Gesprächsführung beträchtlich von einem sokratischen Dialog oder einer Interpretation. Expositionen sind an den Intentionen von Patienten und Patientinnen ausgerichtet.

Persönlichkeitsstörungen

Die Behandlung schwerer Persönlichkeitsstörungen ist jenes Feld, auf dem das Mentalisierungkonzept in seiner heutigen Form zur Methode des Mentalization-based Treatment (MBT) entwickelt wurde (Bateman & Fonagy 2004; Bateman & Fonagy 2012 b). Über MBT bei Persönlichkeitsstörungen liegen inzwischen auch zahlreiche deutschsprachige konzeptuelle Veröffentlichungen vor (Bolm 2007 a, 2007 b, 2009 a, 2021 a, 2021 b; Bolm u. a. 2006; Euler 2021). Besonders bei Borderline-Persönlichkeitsstörungen auf ihre Wirksamkeit untersucht, nimmt die MBT zusammen mit der Dialektisch-behavioralen Therapie (DBT) ihren festen Spitzenplatz ein in den S3-Leitlinienempfehlungen der Deutschen Gesellschaft für Psychiatrie und Psychotherapie, Psychosomatik und Nervenheilkunde (DGPPN 2022).

Menschen, deren frühe Lebenserfahrungen von Willkür, Grenzüberschreitungen, emotionalem Missbrauch, physischer oder sexueller Traumatisierung oder von Vernachlässigung durch bindungsrelevante Personen geprägt sind, zeigen niederschwellig und deswegen häufig eine ganze Reihe von nicht gut entwickelten psychischen und sozialen Fähigkeiten. Die Entwicklung von Selbst- und Fremdwahrnehmung, Selbstwertregulation, Bindungsfähigkeit, Abgrenzungsfähigkeit, Symbolisierungsfähigkeit, Impulskontrolle und vielem anderen mehr kann beeinträchtigt sein. Das bestimmt das Bild, das eine Person nach außen zeigt, und wie sie sich selbst erlebt. Eine all diese Ich-Funktionen integrierende Fähigkeit ist auch hier das Mentalisieren. Beeinträchtigungen des Mentalisierens können sich im weiteren Leben negativ auf die psychische und soziale Entwicklung und sogar auf die körperliche Gesundheit auswirken sowie das Risiko erhöhen, psychisch und psychosomatisch zu erkranken (Übersicht bei Schultz-Venrath 2021). > Bindungsstörungen, Seiten 31, 72 ff., 149

Soziale Dynamiken

Ändert sich die Lebenssituation, so können die rigiden Persönlichkeitszüge einer Person vermehrt zutage treten, im Extremfall sind sie durchgängig auffällig. Leidensdruck entsteht dann entweder durch innerpsychische Spannungen oder durch die Reaktion anderer, die sich manipuliert, überrumpelt, missachtet, gekränkt, ausgebeutet oder überfordert fühlen. In diesen Spannungszuständen wird das Erleben überwiegend von automatischem, implizitem Mentalisieren geprägt sowie von schablonenartigen und rigiden Sichtweisen und Verhaltensmustern. Für differenziertes explizites Mentalisieren im reflektierenden Modus gibt es dann wenig Raum.

Solche Mentalisierungsstörungen verstärken wiederum die Schwierigkeiten im Sozialen. Zum Beispiel können ohne einen mentalisierenden Zugang extreme Emotionen schon ausgelöst werden durch die Möglichkeit einer nahen Beziehung, durch eine zunehmend wichtige Beziehung, durch einen fantasierten oder tatsächlich drohenden Verlust oder durch die Angst vor einer missbräuchlichen Nähe. Je nach Ausprägung der Persönlichkeitszüge dominiert vielleicht die Angst vorm Verlassenwerden, weil derjenige meint, nicht genug »zu bieten« zu haben oder sich unausstehlich fühlt. Oder aber das Selbstvertrauen in eine eigenverantwortliche Lebensgestaltung fehlt oder auch abwertende, eventuell sogar tätlich-aggressive Impulse werden gefürchtet, ausgehend von einem selbst oder von anderen.

Ein Beispiel aus einer Wohngruppe für junge Erwachsene zeigt dies:

BEISPIEL

Sozialarbeiter: »Sina, jetzt kennen wir uns schon drei Monate. Seit du hier bei uns bist, hast du dich ziemlich verändert, oder?«

Sina: »Ja, stimmt leider. Am Anfang war mir klar, dass diese WG meine letzte Chance ist, nicht wieder nach Hause zu müssen. Du weißt ja, was mich da erwarten würde.«

Sozialarbeiter: »Ja, du hast mir schlimme Dinge erzählt. Und du hast dich hier schnell wohlgefühlt, hast du damals erzählt. Puh, es kommt mir schon so lange her vor.«

Sina: »Ja, mir auch. Ich weiß noch, wie schön das war, mit Tanja und Lina zusammenzuhocken, wir haben uns echt gut verstanden. Doch ich bin auch immer unruhiger geworden. Ich kenne so was Schönes gar nicht. Ständig denke ich, dass da doch ein Haken dran sein muss. Und dann habe ich angefangen, so richtig aufzudrehen. Ich weiß echt nicht, was mit mir los ist. Manchmal schert mich gar nichts, ich gehe einfach nachts in die Stadt und sage niemandem Bescheid, oder aber ich weiß genau, wie ich Lina so ärgern kann, dass sie nicht mehr weiterweiß und mir eine knallt. Bei dir kriege ich das auch noch raus!«

Sozialarbeiter *kann gut mit seinem Ärger umgehen, äußert sich aber auch nicht warm und verzeihend, sondern kontrolliert aufgebracht. Denn er mentalisiert, dass Sina gerade kein warmes, verständnisvolles Näheangebot vertragen kann:* »Na super, Sina, das ist angekommen! Jetzt möchte aber wissen, was denn besser für dich ist, wenn Tanja, Lina und ich uns über dich ärgern.«

Sina: »Ist doch ganz einfach: Das kenne ich. Das andere macht mir Angst, ich habe dann keine Ahnung, was kommt, und male mir dann die schlimmsten Dinge aus. Aber wenn ich euch ärgere, bestimme ich die Spielregeln.«

Sozialarbeiter: »Dann ist es ganz egal, wer ein Vertrauen kaputt macht, ein anderer bei dir oder du bei anderen. Du bestimmst zwar, aber so wird nichts draus mit neuen, guten Erfahrungen.« *Nach kurzer Pause:* »Willst du diese Autopilot-Muster hinter dir lassen?«

Sina: »Ja. Aber denkst du, dass ich das kann, neue, gute Erfahrungen machen?«

Sozialarbeiter *betont, statt nichtmentalisierend nur darauf zu schauen, wie Sina sich faktisch verhält, die Wichtigkeit ihrer Wünsche und Absichten:* »Ich glaube es, aber garantieren kann ich es dir natürlich nicht. Ich weiß ja auch nicht, was du noch so alles auf Lager hast, wenn du mich ärgern willst. Die Grenzen kennst du ja aus der Hausordnung, und wenn es mir zu weit geht, verspreche ich dir, du erfährst es sofort. Für mich entscheidend ist, ob du versuchen willst, dich zu ändern. Wenn ja, dann will ich dir gerne dabei helfen, aber mühsam und langwierig wird es schon.«

Vorwürfe wegen Sinas Aktionen hätten nicht weitergeholfen, denn Sina hat bereits ein präzises Verständnis für ihre manipulative Wirkung auf andere (partielles Mentalisieren). Aber sie hat keines dafür, wie sie aus dem Gefängnis ihrer automatischen Muster aussteigen kann. Der Sozialarbeiter hat begriffen, dass ohne den mentalisierenden Blick auf die Intentionen der Klientin und auf seine ärgerliche Gegenübertragung keine gemeinsame Ebene mit Sina herzustellen ist. Und er hat gleichzeitig eine notwendige Grenzziehung ausgesprochen, die für ihn die Grundlage einer künftigen Zusammenarbeit darstellt.

BINDUNGSSTÖRUNGEN Ist eine Bindungsproblematik beteiligt, wie im vorigen Beispiel, dann entsteht für Behandelnde, die das Mentalisieren fördern wollen, ein zentrales Dilemma: Der Versuch, eine wichtige therapeutische Beziehung zu etablieren, die korrigierende Erfahrungen ermöglicht, kann bei Patienten so sehr Stress erzeugen und das Bindungssystem überaktivieren, dass kein differenziertes Mentalisieren und damit auch kein Beziehungslernen möglich ist. In diesem Fall kann eine uneingeschränkte warmherzige pflegerische oder therapeutische Zugewandtheit entgegen aller guten Absicht sogar eine Verschlechterung der Mentalisierungsfähigkeit bewirken. Wenn auf diese Verschlechterung hin noch mehr fürsorgliche Nähe angeboten wird, entsteht ein Teufelskreis.

Der Sozialarbeiter der Wohngruppe (siehe voriges Beispiel) tut genau das Richtige. Er versetzt sich mentalisierend in die Lage der Patientin, die hochgradig verunsichert ist durch die ihr so fremd und unheimlich vorkommende Nähe innerhalb der Wohngruppe. Er nimmt den Ball auf, den die Patientin ihm zuspielt, als sie ihm Provokationen ankündigt. Er harmonisiert nicht, er beschönigt nichts, aber interessiert sich und bleibt am zentralen Problem. Und mit seiner mentalisierenden Haltung interessiert er sich neben den Regeln und Grenzen des Miteinanders für Sinas mentale Welt, für ihre Sorgen, Wünsche und Absichten.

Ein Krisengespräch im Kliniknachtdienst zeigt, wie schwer bis unmöglich manchmal eine hilfreiche Nähe herzustellen ist:

BEISPIEL

Patient: »Ich sollte bei der Bereitschaftsärztin vorbeikommen, sind Sie das?«

Ärztin: »Ja, das bin ich.«

Patient, *nachdem sich beide namentlich vorgestellt haben:* »Die Hauptnachtwache schickt mich, weil ich nach Hause entlassen werden möchte, und zwar sofort.«

Ärztin: »Sie sind ja vor zwei Wochen von der Intensivstation mit Unterbringungsbeschluss hierher auf die geschützte Station gekommen, nachdem Sie versucht hatten, sich umzubringen. Wie geht es Ihnen denn jetzt?«

Patient: »Es war richtig, dass ich hierherkam, mir geht's wieder gut. Sie lassen mich doch nach Hause?«

Ärztin: »Für so eine Entscheidung muss ich aber schon etwas mehr wissen, weil sie ja begründet sein muss.«

Patient: »Oh, ich kann diese ganze sorgensoßige Fragerei nicht mehr aushalten, das geht seit der Aufnahme so. Jeder meint, mir Gutes tun zu müssen, aber ich weiß doch selbst, was am besten passt. Auf Station hat man mich zu mehr Gesprächen in der Woche verdonnert als jeden anderen, angeblich um mir zu helfen. Das glaubste doch nicht.«

Ärztin: »Aber kann ich Ihnen denn anders helfen? Die Zeit haben wir. Ich will doch nur sicher sein, dass Sie sich dann nichts antun.«

Patient, *zunehmend gereizt:* »Wie soll ich das wissen, irgendwann, in einem Jahr, morgen, in drei Wochen, wird's schon mal wieder so weit sein. Meine Probleme sind ja jetzt nicht kleiner geworden.«

Ärztin: »Wissen Sie, ich muss Ihnen ehrlich sagen, so komme ich nicht weiter, denn je mehr ich das mit Ihnen klären will, desto genervter werden Sie.«

Patient, *sehr erregt:* »Ich will nach Hause, ich will nichts mit Ihnen klären!«

Ärztin: »Doch *ich* muss es, ich habe keine Wahl. Ich muss Ihnen das zumuten. Aber alles, was ich versuche, um kennenzulernen, wie es in

Ihnen aussieht, macht Sie noch wütender. Das hat doch auch keinen Zweck!«

Patient: »Heißt das jetzt, dass ich hier noch länger bleiben muss?«

Ärztin: »Ich verspreche Ihnen, dass ich morgen früh Ihrem Stationsarzt berichte, wie dringend Sie heute Nacht entlassen werden wollten. Er kennt Sie viel besser als ich und hat sowieso morgen ein Einzelgespräch mit Ihnen. Das haben mir die Nachtwachen erzählt.«

In dieser Situation hat die Ärztin alle ihr zur Verfügung stehenden Mittel ausprobiert, um hilfreiche Nähe anzubieten und Klarheit zu gewinnen. Sie ist dabei immer mehr in eine Rolle gekommen, in der der Patient sich von ihr unverstanden und bedrängt fühlte. Sie erkannte schließlich, dass sie seiner negativen Zuschreibung nicht entrinnen konnte, und schraubte ihre Erwartungen an das nächtliche Krisengespräch zurück. Die Klärung, die möglich war, betraf nicht den Entlassungswunsch des Patienten, sondern seinen Mentalisierungszustand, in dem eine inhaltliche Klärung mit ihm nicht möglich war. Deshalb konnte sie trotz aller Provokationen auf feindselige Kommentare oder Aktionen verzichten.

Im Umgang mit Personen, die ein instabiles Bindungsverhalten haben, geht es immer um eine situative Feinabstimmung dessen, wie viel Bedeutsamkeit einer Beziehung und wie viel Nähe ihr zuträglich sind. Erst wenn dies genug ausprobiert, gegebenenfalls auch verstanden ist, kann etwas mehr Verbundenheit gewagt werden.

Dissoziales Verhalten

Ganz anders sieht die Situation aus bei einem konstant geringen oder fehlenden Bedürfnis nach Verbundenheit und Nähe. Bei Patienten mit starken dissozialen Anteilen funktionieren die gängigen therapeutischen und pflegerischen Annahmen von hilfreicher Nähe nicht (Bateman & Fonagy 2012 c; Morken u. a. 2022). Hin und wieder gibt es aus der forensischen Psychiatrie oder dem Strafvollzug Berichte missbräuchlicher Partnerschaften zwischen als dissozial diagnostizierten Patienten und einer helfenden Person. Im Verlauf stellen sich diese Beziehungen oft als sehr ungleichgewichtig heraus, weil es von Patientenseite um konkrete Vorteile geht (Sex, Freigang, Toleranz gegenüber Regelverstößen, Ausbruch, Zugang zu Drogen etc.), während auf der anderen Seite ein starker Rettungs- und manchmal ein abhängiger bis höriger Nähewunsch stehen.

Mentalisieren heißt bei solchen dissozialen Patienten und Patientinnen, sich deren innere Vorstellungswelt und den psychischen und sozialen Spielraum – auch für das geringe Empfinden von Verbundenheit – vergegenwärtigen zu können. Verbundenheit hat dann nämlich keine emotional warme Qualität, sondern es geht dabei um die erschreckend nüchterne Frage, ob die Loyalität (zum Boss, zur Gang, zur Familie etc.) sichergestellt ist und Vorteile mit sich bringt.

BEISPIEL

> Ein junger Mann stellt sich in einer Beratungsstelle wegen seiner Depressionen vor. Er wirkt sympathisch und nimmt die Anregungen der Therapeutin scheinbar dankbar an, sodass bei ihr schnell ein gutes Gefühl für eine künftige Zusammenarbeit entsteht. Beide vereinbaren eine Reihe von Terminen. Beim nächsten Gespräch offenbart er ihr in verzweifeltem Tonfall, dass er zu Unrecht beschuldigt werde, einen Betrug begangen zu haben, und deshalb ein Gerichtsverfahren anhängig sei. Er bittet um Hilfe, er benötige ein entlastendes Gutachten. Als sie ihm weitere Behandlung anbietet, aber klarstellt, dass sie kein Gutachten erstellen werde, ändert sich sein Tonfall schlagartig. Er wirkt kalt und kurz angebunden und erscheint unabgemeldet zu den weiteren vereinbarten Terminen nicht mehr.

Selbst nach einer Anfangsphase, die Mut zur therapeutischen Beziehungsarbeit macht, sollte bei dissozialen Personen immer wieder überprüft werden, wie die Interessenverteilung gelagert ist. Wenn es beispielsweise einem Therapeuten um eine heilsame Beziehung geht, aber die forensische Patientin dieses Interesse (noch) nicht hat, sondern sich – teilweise mentalisierend und das Gegenüber einschätzend – durch Manipulationen ganz konkrete Vorteile beim Freigang erhofft, ist auf Therapeutenseite das Mentalisieren in Form einer Gegenübertragungsanalyse, einer Teamintervision oder Supervision das beste Mittel, um die Bedürfnisse beider Seiten gut abgleichen zu können. Inter- und Supervision gehören deshalb zur Prävention und Handhabung von Verwicklungen unbedingt zur Arbeit dazu.

Wenn jedoch Klarheit über die Intentionen der Patientin besteht, kann – muss aber nicht – bei ihr allmählich ein Verständnis für die Wechselwirkungen von inneren Zuständen und äußerem Verhalten entstehen: »Nur wenn ich aufhöre, Vorteile immer mithilfe von Täuschungen zu bekommen, entsteht bei anderen Vertrauen und bei mir Zuversicht in ein anderes Leben, zusammen mit meiner Familie und ohne ständigen Kampf.«

Essstörungen

Schon lange sind das Mentalisierungsmodell und die Mentalisierungsbasierte Therapie für das Verständnis und die Behandlung von Essstörungen angepasst und weiterentwickelt worden (Meier u. a. 2023; Skårderud 2007; Skårderud & Fonagy 2012; Zeeck u. a. 2018). Wichtige alltagspraktische Aspekte im therapeutischen Umgang mit essgestörten Menschen sollen hier im Vordergrund stehen.

Häufig empfinden essgestörte Personen wenig emotionalen und Veränderungsspielraum. Ihr Erleben ist auf den einen Pol eingeengt: Konkretes und unmittelbar Erfahrbares wird am stärksten wahrgenommen (teleologischer Modus), zum Beispiel das von der Waage angezeigte Gewicht, der gespannte Bauch, der bohrende Hunger bzw. der Sieg über ihn, die Erleichterung nach einer Essattacke oder dem Erbrechen. Das ist die hauptsächliche und im Zweifel nächstliegende Art, sich und die Welt wahrzunehmen und den eigenen Zustand zu beeinflussen. Außenstehende können nur ansatzweise ermessen, welche Schwierigkeiten damit verbunden sind, den teleologischen Modus zu verlassen und sich eine differenziertere innerpsychische Welt neu zu erschließen.

BIOLOGISCHE EINFLÜSSE Während es bei normgewichtigen bulimisch erkrankten Personen kein körperlich begründetes Mentalisierungshindernis gibt, muss man sich vorstellen, dass das ständig unterzuckerte Gehirn bei schwerer Anorexie nicht mehr zu viel Flexibilität und Erfassung komplexer Inhalte in der Lage ist. Stattdessen wird in einer Art psychischem und kognitivem Notprogramm rigide festgehalten an bisherigen Überzeugungen und Bewertungen. Dies mentalisierend, werden sich Behandelnde auf klare und leicht verständliche Kommunikation, Behandlungsziele und -absprachen fokussieren.

Therapeutische Verträge sollten berücksichtigen, wie das psychische Erleben der Erkrankten im teleologischen Modus funktioniert. Angebote durch Pflege und Behandelnde müssen also konkret und unmittelbar erfahrbar sein, denn gute Absichten und Wünsche oder komplexe Erklärungen für bestimmte Regeln haben bei den Erkrankten nur noch wenig bis kein emotionales Gewicht. Dies bleibt lange so, selbst wenn nach Gewichtszunahme die kognitiven Fähigkeiten wieder zunehmen. Dann bleibt es wichtig, die psychischen Fähigkeiten der erkrankten Personen nicht zu überschätzen.

Oft geht es im Umgang mit Menschen mit gestörtem Essverhalten um das bei Behandelnden ausgelöste komplementäre Verhalten. Insbesondere bei ständiger Konfrontation mit einem gestörten Körperbild und fortgesetztem Hungern wird in der jeweiligen sozialen Umgebung ein starker Impuls ausgelöst, mit allen Mitteln endlich das Essverhalten der erkrankten Person zu normalisieren. Diese Heftigkeit der Reaktionen entspringt der Ohnmacht, die Angehörige und Behandler empfinden, wenn kein Behandlungsbündnis zustande kommt und der körperliche Abbau bis hin zu lebensgefährlichen Zuständen miterlebt werden muss. Doch entgegen allen nur zu verständlichen Impulsen sind erst dann Zwangsmaßnahmen juristisch gerechtfertigt.

In den dramatischen Verwicklungen zwischen an Anorexie erkrankten Menschen und ihrem sozialen Umfeld verhilft Mentalisieren den psychiatrisch und psychosomatisch Tätigen zu realistischen Erwartungen an die Behandlung. Von den Patientinnen zu erfahren, was sie an ihrem krankhaften Essverhalten schätzen und wie groß ihre Angst vor Veränderung ist, stärkt die Ausdauer und Entschlossenheit von Behandlerinnen, die Patientinnen auf ihrem oft langen und anstrengenden Weg aus der Essstörung zu begleiten, statt auf kurzfristige und drastische Aktionen zu setzen. Das beugt einem enttäuschten Rückzug und dem Umschlag von therapeutischer Zuwendung in Ablehnung vor.

Ein Beispiel aus der Angehörigenarbeit macht den Druck deutlich, den es zu mentalisieren gilt:

BEISPIEL

Die Eltern einer 22-jährigen Anorektikerin, von ihren Eltern bei ihrem Vornamen Ute genannt, sitzen im Stationszimmer und warten auf die Psychologin, die für die Aufnahmen der Essstörungsstation zuständig ist.

Psychologin *spricht nach der Begrüßung und gegenseitigen Vorstellung das Offensichtliche an:* »Sie wollten doch zu dritt kommen, oder habe ich das falsch verstanden?«

Mutter, *jammernd und anklagend:* »Entschuldigung, aber unsere Ute hat sich im letzten Moment geweigert, mitzugehen. Jetzt sitzt sie wahrscheinlich wieder zu Hause und starrt vor sich hin. Oder sie joggt wie verrückt, nur um weiter abzunehmen. Dabei ist sie doch ein so tolles Mädchen. Aber sie hat schon immer ihren eigenen Kopf gehabt! Jetzt müssen Sie etwas unternehmen, sonst verhungert sie vor unseren Augen.«

Vater, *ganz konkretistisch und im teleologischen Modus:* »Was mich besonders traurig macht: Nächsten Monat hätte Ute eine Hauptrolle bei der Aufführung der Ballettschule gehabt. Ich war so stolz auf sie.« *Schaut* *ratlos und meint verzweifelt:* »Wissen Sie kein Mittel, mit dem sie wieder Appetit bekommt? Vielleicht eine Tablette, oder Hypnose wäre auch gut. Sie muss doch einfach nur genug essen, das ist alles. Dann kann sie den Auftritt vielleicht doch noch schaffen, oder?«

Mutter *schüttelt den Kopf:* »Jetzt lass doch das Kind! Aber Sie als Expertin müssen doch wenigstens irgendwas unternehmen können!«

Psychologin, *verständnisvoll:* »Da geht Ihnen sicher viel im Kopf herum.« *Strenger und nur noch auf das Ergebnis der Entscheidung fokussiert:* »Aber es hilft ja nichts, ohne Ihre Tochter kommen wir hier nicht weiter. Entweder will sie etwas verändern oder nicht. Reden Sie noch mal mit ihr, und wenn sie einer stationären Essstörungsbehandlung zustimmt und herkommt, können wir Einzelheiten besprechen.«

Vater: »Was, dafür sind wir den ganzen weiten Weg hergekommen? Ich dachte, Sie helfen uns. Jetzt sind wir genauso ratlos wie zuvor. Sie können sich wohl gar nicht vorstellen, was das für uns bedeutet, täglich diesen Anblick vor Augen zu haben, immer Ausreden erfinden zu müssen, warum unsere Tochter nicht zu Familientreffen, zu ihrem nächsten Studi-Job oder zum Ballett erscheint.«

Diese sehr auf das faktische Tun und den Rahmen abhebende Vorgehensweise der Psychologin könnte durch eine neugierige und forschende, kurz: durch eine mentalisierende Haltung ergänzt werden, was den Gesprächsverlauf unter Umständen deutlich verändern würde:

BEISPIEL (ZWEITE VARIANTE)

Psychologin: »Da geht Ihnen und mir viel im Kopf herum, denn das ist schon eine ganz besonders schwierige Situation für uns hier: Sie beide sind so besorgt um Ihre kranke Tochter, und sie selbst kommt gar nicht mit, sodass ich nichts mit ihr besprechen kann. Hat sie Ihnen gesagt, warum?«

Vater, *in ärgerlichem Ton:* »Ich weiß es nicht. Sie spricht kaum noch mit uns, sie chattet die Nächte über mit Internetfreunden und lässt sich am Tag kaum noch bei uns blicken.«

Psychologin: »Aber Sie bekommen natürlich alles mit, oder? Ute wohnt noch zu Hause?«

Vater, *anklagend:* »Ja und nein. Wir finanzieren ihr fürs Studium eine eigene kleine Wohnung. Wir dachten, dass das gut für sie ist. Aber es ist rausgeschmissenes Geld, denn sie ist jetzt schon wieder zwei Monate bei uns. Allein bekommt Ute ihr Leben einfach nicht auf die Reihe. Ich hätte konsequenter mit ihr sein müssen, das hat mir früher als Kind auch nicht geschadet. Ich habe mir immer eine starke Tochter gewünscht. Es ist schwer erträglich, sie so schwach zu sehen.«

Mutter *weint, sie steckt ebenfalls im teleologischen Modus fest, in dem nur das konkrete Ergebnis einer Handlung zählt:* »Aber wir können nichts tun, sie hört nicht auf uns. Wie oft bin ich neben ihr gestanden und habe händeringend auf sie eingeredet, dass sie jetzt essen soll. Ich mache mir solche Vorwürfe, dass ich ihr nicht helfen kann. Können Sie nicht mit Ute reden, dann hört sie vielleicht auf Sie und isst wieder.«

Psychologin *lenkt die Aufmerksamkeit der Eltern vom konkreten Handeln auf die mentale Ebene und lädt schließlich zum Perspektivwechsel ein:* »Ich kann verstehen, dass Sie sich umso mehr Sorgen und auch Vorwürfe machen, je schlechter es Ihrer Tochter geht. Und je weniger sie sich um ihre Gesundung kümmert und mit Ihnen spricht, umso mehr kreisen die Sorgen in Ihren Köpfen. Dass Ute jetzt nicht da ist, ist vielleicht eine gute Gelegenheit, darüber nachzudenken, was Ihre Tochter zu einer Aufnahme bei uns sagen würde, wenn sie hier säße.«

Vater, *polternd:* »Was weiß ich? Sie muss einfach nächstes Mal mitkommen. Es gibt doch noch mal einen Termin, oder? Wir wissen nicht mehr weiter, und jetzt müssen Sie als Expertin Ute helfen!«

Mutter: »Jetzt beruhige dich! Ich glaube, sie würde sagen, dass sie das mit uns zusammen nicht möchte. Ich glaube, sie würde sich Sorgen machen, was wir hier über sie erzählen, ihr würde sowieso niemand glauben. Und Ute würde schimpfen, wenn sie die Schilder hier sieht: Was sie denn auf einer Essstörungsstation soll, weil sie immer sagt, dass sie nicht zu wenig, sondern immer noch viel zu viel isst!«

Psychologin: »Jetzt bin ich doch sehr überrascht! Dann weiß Ihre Tochter noch gar nicht, dass es um die Aufnahme auf einer Station vorwiegend für die Behandlung von Anorexie und Bulimie geht?«

Mutter: »Nein, das habe ich ihr nicht gesagt. Ich dachte, dass sie dann sowieso Nein sagt.«

Psychologin *versucht wieder zuerst auf eine mentale Ebene, nämlich auf die Intentionen zu lenken und danach den Wechsel der Perspektive anzuregen:* »Sie haben es gut gemeint und sie nicht abschrecken wollen? Und können Sie sich vorstellen, wie Ihre Tochter darauf reagiert, wenn sie erst kurz vor dem Gespräch hier in der Wartezone vor den Schildern gemerkt hätte, dass wir hier eine Essstörungsstation haben?«

Vater: »Die wäre natürlich stinksauer gewesen! Sie wäre rausgerannt und hätte die Tür hinter sich zugeknallt.« *Zur Mutter:* »Du mit deiner verdammten Rücksichtnahme!«

Psychologin *realisiert, dass die Eltern so unter Druck stehen, dass die Probleme untereinander schnell eskalieren. Da wird es vermutlich schwierig für die Tochter sein, sich in der elterlichen Gegenwart offen zu äußern:* »Da haben Sie es schwer, eine gute und gemeinsame Linie zu finden. Und wenn ich mich mal in Ihre Tochter hineinversetze, würde ich mich vielleicht lieber wieder zurückziehen und nicht zum Vorgespräch mitkommen, um nicht in Ihre Meinungsverschiedenheiten hineingezogen zu werden. Also wirklich eine vertrackte Situation.« *Sie mentalisiert, wie hoch in dieser allseitigen Ambivalenz bezüglich Abhängigkeit und Autonomie die Anspannung wäre, wenn Tochter und Eltern zusammen im Gespräch säßen.* »Vielleicht ist es aussichtsreicher, wenn sich Ihre immerhin 22-jährige Tochter einmal selbst auf unserer Homepage und dann direkt bei mir informiert, ob und wie die Therapie auf einer Essstörungsstation ihr helfen kann, und – egal, ob Sie sie bringen oder sie allein herkommt – zunächst nur mit mir ein Vieraugengespräch führt. Dann kommen Sie als Eltern auch etwas aus der Drucksituation heraus. Wenn Ihre Tochter Zweifel an dem Sinn der Behandlung hier hat, kann sie die gerne hier bei mir anbringen, denn sonst wird Therapie genauso ein Streitthema zwischen Ihnen wie das Essen. Eins muss aber allen Beteiligten klar sein: Eine psychotherapeutische Behandlung kann nur gelingen, wenn Ute es selbst will.

Wenn Ihre Tochter allerdings noch weiter bis zu einem lebensbedrohlichen Zustand abnehmen sollte, sind Sie nicht völlig machtlos. Sie können eine gerichtliche Zwangsunterbringung in einem Krankenhaus beantragen, verbunden mit einer Zwangsernährung. Doch Ihre Tochter sollte vorher erfahren, dass dies dann keine Psychotherapie ist, sondern lediglich eine lebenserhaltende Maßnahme. Und deshalb ist es schon besser, wenn sie selbst die Initiative ergreift, sich hier über ihre Möglichkeiten informiert und den Weg mitgestaltet.

Und wenn Sie beide zusätzliche Beratung wünschen, dann bietet meine Kollegin in der Ambulanz eine Gruppe für Angehörige von Essgestörten an, in der Sie mit anderen Betroffenen, vorwiegend Eltern und Partnern, über Ihre Probleme mit Ihrer Tochter reden können, auch dann, wenn Ihre Tochter sich jetzt nicht für eine Therapie entscheidet.«

In dieser Version des Angehörigengesprächs finden sich verschiedene mentalisierungsfördernde Elemente. Da geht es um eine Verminderung der hohen Anspannung, in der kaum noch ein Perspektivwechsel möglich ist. Das gilt für Erkrankte, Angehörige und Behandelnde gleichermaßen.

Auch Therapeutinnen und Therapeuten können in eine druckvolle Not geraten, in der ihnen ein klares Empfinden für die Verteilung von Verantwortlichkeiten, für den Spielraum aller Beteiligten oder für die

Strenge bzw. Flexibilität des Behandlungsrahmens verloren geht. Mit der Mentalisierungsfähigkeit der Psychologin hängt zusammen, ob sie die passenden Rahmenbedingungen für die Tochter einfühlend bedenken kann, unter denen diese sich offen aussprechen und eventuell der strengen Behandlungsstrategie zustimmen kann.

Ebenso geht es um einen Rahmen, in dem die Eltern Entlastung und Beratung erfahren können, ohne sich ständig durch das Verhalten und die Äußerungen der Tochter provoziert zu fühlen und nur noch in Stereotypen denken zu können. > Angehörigenarbeit, Seiten 78, 140 ff.

Insbesondere bei Anorexie und bei Essverhalten, das zu massivem Übergewicht führt, sind die Reaktionen der Umgebung aufmerksam mitzubedenken, denn sie können einen deutlich krankheitserhaltenden oder -verstärkenden Einfluss haben oder aber die Patientinnen entlasten. Ein Kriterium dafür, ob Angehörige von Erwachsenen direkt in eine Therapie einbezogen oder zunächst herausgehalten werden, ist, welche Maßnahme das Mentalisieren am meisten anregt.

Stoffgebundene und Verhaltenssüchte

Für einen mentalisierungsbasierten Umgang mit stoff- oder verhaltensgebundenen süchtigen Menschen (Nigro u. a. 2019; Philips u. a. 2012) gilt vieles, was schon bei den Essstörungen benannt wurde, nämlich bei Suchtmittelkonsum die Einschränkung der Mentalisierungsfähigkeit durch körperliche Faktoren (Intoxikation, Entzug bis hin zum Delir, zentrale Nervenzellschädigungen). Beruhigungs-, anxiolytische, halluzinatorische oder Aufputscheffekte sind mit toxisch bedingten Einschränkungen kognitiver, emotionaler und regulatorischer Fähigkeiten verbunden. Zudem hat die Blockade der Neuroplastizität durch Alkohol- und Cannabiskonsum und damit die Einschränkung der Lernfähigkeit langfristige Folgen für die psychische und soziale Entwicklung, insbesondere für das

Ersetzen krankheitserhaltender durch gesundheitsfördernde Erlebens- und Verhaltensmuster.

Auch die durch Suchtmittelkonsum entstehende Fixierung auf schnelle, unmittelbare Erfahrungen von Spannungsreduktion, Beruhigung, Betäubung, Entängstigung oder anregendem Kick lässt nur schnelle automatische Vorstufen eines differenzierten, expliziten Mentalisierens zu (teleologischer, Als-ob- und Äquivalenzmodus). Insofern sollten die Erwartungen an die Einhaltung komplizierter Verhaltensregeln, an die Genauigkeit von Verhaltensanalysen und die Differenziertheit psychotherapeutischer Arbeit an Gefühlen an den zeitlichen Abstand zum Suchtverhalten und dessen Folgen angepasst werden. Bei bestimmten Suchtstoffen, aber auch bei Verhaltenssüchten sind lange Entwöhnungszeiten zu erwarten.

Ebenso stellt das psychisch oder physisch ausgelöste Craving (»Suchtdruck«) eine massive Behinderung des Mentalisierens dar. Wenn die Gier nach der Fortsetzung des Suchtverhaltens alle anderen Bedürfnisse verblassen lässt, gibt es keinen Platz für Perspektivwechsel und kritische Distanz zum eigenen Erleben und Tun. Schamgefühle und Veränderungswünsche kommen erst im Nachhinein auf.

ABSTINENZ Das manifeste Suchtverhalten ist nur übergangsweise mit einer mentalisierungsfördernden Behandlung vereinbar. Und dennoch stellt gerade eine solche Übergangszeit einen deutlichen Unterschied zu anderen Behandlungsansätzen dar, bei denen bereits zum Einstieg in die Psychotherapie die Abstinenz vom süchtigen Verhalten vorausgesetzt oder ein Rückfall mit Therapiebeendigung beantwortet wird. Eine solch harte Linie aber entspräche dem teleologischen Modus des Patienten, bei dem nur die unmittelbaren Effekte einer Handlung zählen.

Denjenigen, denen noch keine Abstinenz oder ein kontrollierter Gebrauch ohne Krankheitswert gelingt, kann eine Übergangszeit dazu verhelfen, ihre mentalen Strukturen und Prozesse zu verstehen und die eigene Veränderungsbereitschaft zu prüfen. Voraussetzung dafür ist, dass keine Entzugserscheinungen oder andere deutliche hirnorganische Beeinträchtigungen mehr vorliegen. Diese Personen können durch Versuche, das Suchtverhalten zu reduzieren, die Ernsthaftigkeit ihrer Absichten reflektieren. Rückfälle sind bei diesen Patientinnen und Patienten in dieser Phase kein Scheitern der Suchttherapie, sondern Chancen zum Verstehen und Bearbeiten der suchterzeugenden oder -erhaltenden Problematik.

Das Mentalisieren kann sich in der Folge am besten wieder etablieren unter Abstinenzbedingungen. Eine Ausnahme vom längerfristigen Abstinenzziel bildet der kontrollierte Suchtmittelkonsum in dauerhaft nicht krankheitswertigen Dosierungen oder in Darreichungsformen, die zum Beispiel über eine verzögerte Suchtstofffreisetzung dem differenzierten Denken und Fühlen noch eine Chance lassen, wie im Rahmen eines Substitutionsprogramms.

BEISPIEL

Ein 45-jähriger Mann kennt Glücksmomente nur in Verbindung mit Alkohol. In seinem Arbeitsalltag geht es ausschließlich um Leistung und Erfolg, damit hat er es in die mittlere Leitungsebene eines großen Konzerns geschafft. Schon vor der Klinikaufnahme hat er sich als »Effektivitätsmaschine« bezeichnet und einen entsprechenden Anspruch an die Suchttherapie deutlich gemacht, in die er jetzt seit eineinhalb Wochen aufgenommen ist. Doch nun sitzt er ratlos und entnervt in der Kunsttherapie der Suchtklinik vor einem weißen Blatt Papier.

Patient: »Jetzt bin ich schon die zweite Woche hier und zum dritten Mal in der Kunsttherapie. Was hat das ganze Malen bunter Bildchen hier mit meinem Problem zu tun? Ich brauche von Ihnen Lösungen!«

Kunsttherapeutin, *etwas verunsichert, befürchtet noch mehr Kritik:* »Ich gebe mir alle Mühe und bin offen für Ihre Ideen. Was möchten Sie denn heute aufs Papier bringen? Oder haben Sie eine Idee, auf welches andere Material Sie heute Lust haben?«

Patient, *noch gereizter:* »Sie haben nicht richtig zugehört! Ich will Lösungen von Ihnen, echte Hilfe, und keine dummen Fragen, mit was ich hier rumklecksen will. Oder wie soll man das sonst nennen, was wir hier machen?«

Kunsttherapeutin *merkt den Druck, sich noch mehr Mühe zu geben, ist aber gleichzeitig auch wütend über den Patienten, was sie selbst an ihrem sehr nachdrücklichen Tonfall bemerkt, als sie in der angespannten Situation eine Deutung versucht:* »Sie wollen von mir, dass ich Ihnen mit der Kunsttherapie einen einfachen und schnellen Weg möglich mache, genauso wie Sie mit dem Alkohol versucht haben, Ihre Probleme einfach und schnell lösbar aussehen zu lassen.«

Patient, *in einem etwas höhnischen Tonfall und im teleologischen Modus:* »Klingt interessant, was Sie sich da zusammendenken, aber was soll mir das jetzt helfen, wenn ich das weiß? Trinke ich jetzt weniger? Bekomme ich endlich den Job, der mir eigentlich zusteht? Finde ich endlich die passende Frau? Das ist doch alles Schwachsinn hier!«

Die Kunsttherapeutin ist den Tränen nahe.

Die Therapeutin kommt in dieser Sitzung durch das fordernde und extrem abwertende Auftreten des Patienten ziemlich schnell an ihre Grenzen. Sie bleibt bemüht, aber das führt nur zu noch mehr Kränkungen durch den Patienten. In einer so angespannten Situation bedeutet ein erster Schritt des Mentalisierens für die Kunsttherapeutin, die Notwendigkeit zu erkennen, innezuhalten und sich den eigenen Zustand und den des Patienten klarzumachen. Sie kommt zu dem Ergebnis, dass sie dafür das wie Schlag auf Schlag automatisch ablaufende Interaktionsmuster unterbrechen muss, auch um selbst wieder Zugang zu ihren reflektierenden Fertigkeiten zu bekommen. Sie greift zu einem Mittel, das sie bislang noch nie einsetzen musste.

BEISPIEL (FORTSETZUNG)

Kunsttherapeutin: »Ich verstehe nicht, warum Sie diese Therapie und sogar mich so beleidigen müssen. Ich weiß gar nicht, ob Ihnen klar ist, wie verletzend das für mich ist. Jetzt wird es mir jedenfalls wirklich zu viel. Ich brauche jetzt zehn Minuten Auszeit für mich, um mich zu sortieren, so lange warten Sie bitte draußen. Danach müssen wir mal sehen, ob es gelingt, dass wir die Sitzung fortsetzen. Sie kommen bitte nach zehn Minuten wieder her.«

In dieser Therapiepause merkt die Kunsttherapeutin, dass sie selbst im Als-ob-Modus agiert hat, abgespalten von ihren heftigen Gefühlen. Aber sie kam schließlich an die Grenze zum Äquivalenzmodus, als sie beinahe von den zuvor beiseitegeschobenen Emotionen überwältigt wurde und nicht mehr differenziert nachdenken konnte. Rückblickend hat sie sich vor lauter Anspannung die innere Situation des Patienten nicht vorstellen können und deshalb ihre Deutung zu einem Zeitpunkt gegeben, zu dem er sicher nicht differenziert mentalisieren konnte, um davon profitieren zu können. Und sie war sich nicht darüber bewusst, was sie neben dem beabsichtigten Inhalt emotional noch alles mittransportiert hatte.

Jetzt merkt sie, dass der hochnarzisstische Patient mit seiner Kritik sehr wohl um seinen Therapieerfolg kämpft, aber ganz auf unmittelbar erfahrbare konkrete Resultate fokussiert ist (teleologischer Modus). Doch ihre hilfreich gemeinte Deutung hatte ihn zu noch mehr vernichtender Kritik provoziert. Vielleicht hatte er die Intervention als feindselige Unterstellung erlebt, dass er es sich nur leicht machen und sich nicht anstrengen wolle. Und vielleicht hatte er das gar nicht ganz unzutreffend wahrgenommen.

An dieser Reflexionssequenz ist zu erkennen, dass es der Therapeutin beim Orientieren am Mentalisierungsmodell nicht vorrangig um eine inhaltliche Klärung der emotionalen Denk- und Verhaltensmuster ging. Als psychodynamisch geschulte Kunsttherapeutin sind ihr zwar die Konzepte projektiver Identifizierung und größtenteils unbewusster Nähe-, Distanz-

und maligner narzisstischer Selbstwertregulation vertraut, die im Umgang mit diesem Patienten gut anwendbar sind. Aber sie setzt die Priorität notwendigerweise anders, nämlich darauf, erst einmal ihr eigenes Mentalisieren wieder zu stärken und zu verstehen, was den Austauschprozess behindert und was ihn stärkt.

BEISPIEL (FORTSETZUNG)

Nach zehn Minuten Pause klopft der jetzt devot schauende Patient an der geöffneten Tür zum Kunsttherapieraum an. »Ich möchte mich bei Ihnen entschuldigen. Ich weiß auch nicht, was vorhin mit mir los war. Wahrscheinlich ist es der Entzug, aus dem ich immer noch nicht ganz raus bin. Ja, bestimmt ist es der Entzug, warum ich mich so schnell aufrege!«

Kunsttherapeutin: »Vielleicht hat der dazu beigetragen, dass vorhin einiges schiefgegangen ist. Also gut, Entschuldigung angenommen. Aber auch ich muss Ihnen ganz ehrlich sagen, dass ich mich irgendwann vorhin nicht mehr gut auf Sie einstellen konnte – und irgendwann auch nicht mehr wollte. Es hat einige Zeit gebraucht, bis ich mir wieder vorstellen konnte, jetzt mit Ihnen zusammen anzuschauen, was uns vorhin in die Sackgasse geführt hat. Wenn es gelingt, könnte Ihnen so eine Vorgehensweise auch in ähnlichen Situationen im Alltag dabei helfen, Ihre Anspannung ohne Alkohol zu bewältigen. Also, was meinen Sie, legen wir los?«

Patient *schaut jetzt erleichtert:* »Am Anfang ging es mir ja noch gut, aber als ich länger und länger vor dem weißen Blatt saß, habe ich mich immer unfähiger gefühlt. Und dann bekam ich echt eine Riesenwut darüber, was Sie mir hier zumuten, während draußen die Probleme auf mich warten. Da stehe ich auch völlig gelähmt davor! Ich habe nur noch rotgesehen, das hätte ›draußen‹ sofort zum Rückfallgrund geführt.«

Kunsttherapeutin: »Das muss sich schlimm angefühlt haben. Und jetzt begreife ich auch, warum Sie so heftig wurden, als ich Ihnen alle Möglichkeiten ließ, ein Thema oder Material zu wählen. Sie wussten nicht weiter, oder?«

Patient, *zunehmend engagierter:* »Genau. Aber am schlimmsten war Ihr Ansprechen vom Alkoholtrinken, wenn ich verzweifelt bin.«

Kunsttherapeutin: »Das habe ich eben ja auch noch mal gemacht. War es wieder so schlimm?«

Patient: »Nein, gar nicht! Vorhin war's ja auch nicht, was Sie gesagt haben, Sie hatten ja vollkommen recht. Aber in dem Moment habe mich so von Ihnen vorgeführt und in die Ecke gestellt gefühlt.«

Kunsttherapeutin: »Vorhin hat mein Satz das Rotsehen noch schlimmer gemacht! Das tut mir leid. Übrigens, was für ein Rot würde denn für Ihren Zustand von vorhin passen? Ich zeige Ihnen mal einige Rottöne.«

Patient: »Bestimmt kein schönes, warmes Weinrot. Das hier, das ist ein richtiges Feuerrot, das nehme ich!«

Kunsttherapeutin: »Wollen wir zusammen etwas damit machen?«

Patient: »Ja, aber es müsste schon richtig heftig aussehen!«

Kunsttherapeutin: »Na, dann los!«

Ein völlig anderer Gesprächsverlauf wäre denkbar, wenn die Kunsttherapeutin durch die Angriffe und Beleidigungen des Patienten nicht die Fähigkeit zum eigenen Mentalisieren verliert und das Gespräch nicht unterbrechen muss. Dann könnte Sie mit einem deutlich herausfordernden Verhalten, im Englischen »challenging« genannt, den Patienten überraschen und zum Innehalten und Nachdenken leiten. > Challenging, Seiten 99, 131

Diese Art von Intervention sollte allerdings sehr sparsam gebraucht werden und nur, wenn sie auch authentisch von der Therapeutin so empfunden wird. Die Therapeutin sollte sich aber sicher sein, dass sie nicht aus einem Ohnmachtserleben oder einem Vergeltungswunsch heraus auf den Patienten antwortet. Und sie sollte in diesem konkreten Beispiel davon ausgehen können, dass der Patient mit Streit und Abstand besser umgehen kann als mit eigener Hilfsbedürftigkeit und ihren Unterstützungsangeboten.

BEISPIEL (VARIANTE)

Patient, *in einem etwas höhnischen Tonfall und im teleologischen Modus:* »Klingt interessant, was Sie sich da zusammendenken, aber was soll mir das jetzt helfen, wenn ich das weiß? Trinke ich jetzt weniger? Bekomme ich endlich den Job, der mir eigentlich zusteht? Finde ich endlich die passende Frau? Das ist doch alles Schwachsinn hier!«

Kunsttherapeutin: »Genau, das finde ich auch, aber aus anderen Gründen!«

Patient schaut verdutzt.

Kunsttherapeutin: »Auch wenn Sie es nicht gerne hören werden, was ich Ihnen jetzt sage, aber ich befürchte, im Leben draußen sagt es Ihnen niemand so offen, wie ich es hier im geschützten Rahmen tun kann.«

Wartet etwas ab.

»Wenn ich Ihnen zum ersten Mal begegnen und Sie so erleben würde wie eben, dann würde ich vielleicht denken, was für ein Schwachsinn, mich für diesen Menschen anzustrengen, denn ich hätte keine Lust, mir diese Beleidigungen meiner Arbeit anzuhören oder irgendeine andere Therapie mit Ihnen zu beginnen. Auch in der Welt draußen würden Sie so nie einen Job von mir bekommen. Und wäre ich Ihre Traumfrau, dann wären Sie sofort aussortiert, wenn ich bei Ihnen auch nur die Hälfte Ihrer Arroganz und Abwertung von eben mitbekommen würde!«

Patient *verliert etwas die Fassung:* »Entschuldigung, was haben Sie da gerade gesagt?«

Kunsttherapeutin: »Zum Glück weiß ich sehr genau, dass Sie auch ganz anders sein können und dass Sie etwas ändern wollen, damit es irgendwann einmal mit dem Job und einer Partnerschaft besser klappt.

Dabei möchte ich Ihnen gerne helfen. Aber ich habe offensichtlich zu spät gemerkt, wie unwohl Sie sich bei mir in der Kunsttherapie fühlten. Na, jetzt weiß ich es, aber ich möchte natürlich verstehen, was gerade so schwierig war und wie Sie die Kunsttherapie in Zukunft besser für sich nutzen können als bisher. Doch das funktioniert nur mit Ihnen zusammen! Was meinen Sie dazu?«

Patient, *etwas murrend nach einer Pause:* »Ich muss wohl, wenn ich etwas ändern will. Also gut.«

In diesem Beispiel zeigt sich, wie die mentalisierenden Funktionen unter Anspannung bei beiden Therapieparteien nur eingeschränkt verfügbar sind. Der Patient versucht, sein angeschlagenes Selbstwertgefühl mit aggressiven Abwertungen zu kompensieren, während die Kunsttherapeutin die Fähigkeit verliert, zu erkennen, dass sie in diesem Moment nicht nur Positives transportiert und mit einer Deutung keine Einsicht beim Patienten erreichen kann, weil er nicht in der Lage ist, den Inhalt und die – zumindest bewusst – gut gemeinte Intervention zu mentalisieren.

Die beiden Variationen des weiteren Verlaufs haben gemeinsam, das Autopilot-Verhaltensmuster des Patienten zu unterbrechen. Dafür verschafft sich die Therapeutin Raum zum Mentalisieren und ist damit Vorbild für den Patienten, der in dieser Situation nicht ohne Suchtverhalten ausgekommen wäre. So ist es für sie möglich, sich persönlich präsent zu zeigen in einer selektiven Weise, die den Patienten genug irritiert, sodass er mit seinen Angriffen stoppt, wiederum aber so souverän und validierend, dass es therapeutisch sinnvoll ist und nicht als verzweifelter Gegenschlag der Therapeutin erscheint.

Rückfälle

Rückfälle sollten in einer mentalisierend arbeitenden Suchttherapie so behandelt werden wie andere Einbrüche in der Mentalisierungsfähigkeit auch. Wichtig ist nicht nur der manifeste Rückfall, sondern auch die erkennbare und nachhaltige Absicht, an der Reduktion des Rückfallrisikos zu arbeiten. Dazu gehört die Bereitschaft zur gemeinsamen Analyse des Hergangs, also eine Fortsetzung der gemeinsamen Mentalisierungsarbeit. Nicht dazu gehören eine Sanktionierung durch Therapiebeendigung oder eine Kontaktpause. Solche Maßnahmen bleiben Situationen vorbehalten, in denen eine Patientin intoxikiert zur Sitzung kommt und eine Pause zum Nüchternwerden nötig hat oder wenn klar wird, dass auf längere Sicht keine Motivation zur Veränderung oder keinerlei Ansprechen auf die Therapie erkennbar ist.

BEISPIEL

In einer Suchtberatungsstelle sieht die Sozialpädagogin eine junge Frau kommen, die äußerlich vernachlässigt aussieht, blass im Gesicht und mit dunklen Ringen unter den Augen.

Sozialpädagogin *schaut etwas besorgt:* »Guten Tag, Frau K., wie geht's Ihnen denn heute?«

Klientin, *im Als-ob-Modus:* »Mir geht es gut, keine Probleme.«

Sozialpädagogin: »Dann erzählen Sie doch mal, wie die letzten zwei Wochen gelaufen sind.«

Klientin: »Na, wie immer, fragen Sie doch nicht so! Sie kennen das doch schon: Kinder versorgen, die mäkeln am Essen herum, Mann versorgen, seine Eifersucht aushalten, kranke Mutter versorgen, ihre Meckereien aushalten, zum Putzen ins Büro gehen, dort die dummen Bemerkungen aushalten. Was wollen Sie noch hören?«

Sozialpädagogin *merkt ihre eigene Irritation:* »Ich frage, weil Sie heute schon beim Hereinkommen äußerlich verändert auf mich gewirkt haben. Und Sie reden auch ganz anders als die letzten Wochen. Ich habe irgendwie ein ganz ungutes Gefühl bekommen und mir Sorgen um Sie gemacht. Ich verstehe aber selbst noch nicht, was heute los ist. Liegt es an mir? Übersehe ich irgendetwas bei Ihnen, was ich eigentlich besser wissen sollte?«

Klientin, *nicht mentalisierend:* »Na, was soll schon sein? Am besten ist, Sie fragen gar nicht nach. Ach, ich sag's jetzt einfach, ich habe die letzten drei Tage wieder getrunken. Da komme ich nie raus!«

Nicht zu mentalisieren würde eventuell zur Folge haben, zu ermahnen, vorschnell nach Lösungen zu suchen oder gut gemeinte Vorschläge zu machen, wie die Abstinenz ab jetzt wieder einzuhalten ist. Es könnte sich auch ein Gefühl der Enttäuschung und des Ärgers über die vermeintlich undankbare und unbelehrbare Klientin einstellen, die trotz intensiven Engagements der Sozialpädagogin wiederholt rückfällig geworden ist.

RÜCKFALLUMSTÄNDE Zu einer modernen Suchtberatung bzw. -therapie gehört dagegen schon lange die Analyse der Umstände eines Rückfalls. Zu den Bestandteilen moderner psychodynamischer, kognitiv-verhaltenstherapeutischer, systemischer und humanistischer Strategien im Umgang mit Sucht gehört der Blick auf die Gedanken-, Gefühls- und Motivationswelt und die soziale Umgebung der Süchtigen.

Mentalisierungsbasierte Strategien fügen dem drei Schwerpunkte hinzu:

- den Blick zu richten auf das Wechselspiel prämentalisierender Modi und Suchtverhalten bzw. auf den Zusammenhang von Mentalisieren und Abstinenzfähigkeit;
- die Beachtung der aktuellen Mentalisierungsfähigkeit zur optimalen Gestaltung der Beratung bzw. Therapie;
- spezielle Maßnahmen zur Förderung eines mentalisierenden Prozesses, was genauso für Klienten wie auch Beratende gilt und der Neugier Vorrang gibt vor einer vermeintlich wissenden Haltung.

BEISPIEL (FORTSETZUNG)

Sozialpädagogin *lenkt auf die Gefühle:* »Das klingt ziemlich frustriert und hoffnungslos. Die letzten Termine hatte ich einen ganz anderen Eindruck von Ihnen.«

Klientin, *sehr gereizt:* »Was wissen Sie denn schon von meiner Welt! Sie sitzen hier bequem in Ihrem Büro, verdienen gut, haben bestimmt eine tolle Familie, haben eine super Kindheit gehabt und nicht meine Sorgen. Wenn Sie die hätten, würden Sie auch trinken! Keiner kann das verstehen, der es nicht selbst durchmacht, Sie auch nicht!«

An dieser Stelle wäre es einem psychodynamischen oder kognitiv-verhaltenstherapeutischen Konzept von übertragungsbedingter Wahrnehmungsverzerrung folgend zwar theoretisch möglich, die vielen nicht mentalisierenden Annahmen der Klientin herausfordernd zu hinterfragen, etwa in Form einer Bemerkung, dass es ja überraschend sei, was die Klientin alles über das Leben der Sozialpädagogin wisse. Das würde aber weder der aktuellen Gefühlslage der Klientin gerecht werden noch ihrer stark eingeschränkten Fähigkeit, auf diese Irritation mit einem Zuwachs an Mentalisieren zu reagieren. Ebenso kritisch schätzt die Therapeutin vielleicht die Chancen ein, dass die Klientin auf eine Deutung des aktuellen Beziehungsgeschehens auf der Basis der Objektbeziehungstheorie positiv reagieren würde.

Doch muss die Beziehung zum Thema werden, denn es geht um grundsätzliche Zweifel an einer weiteren Zusammenarbeit. Die Sozialpädagogin entscheidet sich daher für einen Weg, der sich in der Mentalisierungsbasierten Therapie bewährt hat, um deeskalierend und mentalisierungsfördernd zu wirken. Er beginnt mit einem klärenden und validierenden Sich-Einlassen auf die Perspektive der Klientin.

BEISPIEL (FORTSETZUNG)

Sozialpädagogin, *betroffen:* »Heftig! Dann habe ich in den letzten Gesprächen Ihre Not gar nicht richtig mitbekommen?«

Klientin, *wütend:* »Die letzten Gespräche? Monate geht das schon so!«

Sozialpädagogin, *bedauernd:* »Oh, das tut mir leid, dann habe ich wohl wirklich schon länger einiges nicht gemerkt, was Ihnen wichtig ist.

Ich bin noch ganz mitgenommen davon, das erst jetzt, nach so vielen Gesprächen, zu erfahren.« *Sie geht davon aus, dass der wütende Affekt der Klientin bewusst ist.* »Aber wenn ich mich mal in Ihre Lage versetze, dann kann ich Ihre Wut verstehen, wahrscheinlich würde es mir ähnlich gehen. Ich wäre aber auch von der Zusammenarbeit enttäuscht, denn wir beide sind doch vor einem halben Jahr mit viel Hoffnung gestartet.«

Klientin, *etwas ruhiger:* »Ja, ich bin ziemlich enttäuscht von Ihnen, aber wenigstens begreifen Sie das jetzt.«

Sozialpädagogin *will sich nicht auf vorschnelles Pseudoverstehen einlassen und bleibt neugierig:* »Na ja, ich stehe damit wohl noch ziemlich am Anfang. Sie meinten vorhin, nur wer es selbst erlebt hat, kann Sie verstehen. Da kann ich also nicht mithalten. Bitte helfen Sie mir und erklären Sie mir genauer, wie es zu Ihrer Enttäuschung gekommen ist.«

Klientin, *in aufgewecktem Tonfall:* »Das kann ich Ihnen ganz genau sagen. Als mein Mann vor zwei Monaten hier war und Sie haben ihn gefragt, wie er mich zu Hause erlebt und ob ich mich die letzte Zeit verändert habe, da hat er wieder mal den lieben und unschuldigen Ehemann gespielt. Das war ja vorauszusehen, ich kenne ihn lange genug! Auf einmal wusste ich, jetzt habe ich keine Chance mehr, ab sofort stehen Sie auf seiner Seite. Natürlich haben Sie mich zwischendurch und im nächsten Einzeltermin auch mal gefragt, wie ich das sehe, das müssen Sie wahrscheinlich so tun, aber ich hatte genug mitbekommen!«

Sozialpädagogin, *erstaunt:* »Und die ganzen zwei Monate sind Sie darauf hockengeblieben? Haben Sie sich nicht getraut, mir eher etwas zu sagen?«

Klientin: »Getraut hätte ich mich schon, aber es wäre ja völlig sinnlos gewesen. Es war doch klar, auf wessen Seite Sie standen! Ab da habe ich dann nur noch irgendwie hier mitgemacht, so wie im Job und zu Hause.«

Sozialpädagogin *validiert wieder, um eine gemeinsame Basis zum Hinterfragen herzustellen:* »Das ist ja frustrierend, sich überall so völlig chancenlos zu fühlen, und schließlich auch hier. Das berührt mich sehr, und mich beschäftigt die ganze Zeit die Frage, was ich gemacht habe in dem Paargespräch oder auch davor oder danach, sodass Sie dachten, jetzt zähle nur noch Ihr Mann.«

Klientin *klingt traurig:* »Aber das ist es ja, mir fällt nichts ein, außer dass Sie ihn nett gefragt und ihn haben erzählen lassen. Mein Frust kam ganz automatisch und blieb die ganze Zeit da, egal, wie gut unsere Gespräche waren.«

Sozialpädagogin: »Dann war das Paargespräch der Auslöser für irgendetwas, was in Ihnen eine Menge bewegt hat?« *Klientin nickt dazu.* »Und Sie dachten, dass Ihr Mann meine Meinung über Sie völlig verändert habe?«

Klientin: »Ja, wenn er so charmant auftritt, dann kann man doch gar nicht anders, als ihm recht zu geben. Dann sieht alles wieder gut aus! Ich weiß es doch von mir. Jedes Mal, wenn ich etwas ändern will, kriegt er mich wieder rum, das ändert sich nie!«

Sozialpädagogin *spricht jetzt die Übertragung an:* »Ach so, und dann dachten Sie, dass es mir genauso geht und Sie keine Hoffnung mehr haben können?«

Klientin: »Genau, und als ich dann gemerkt habe, wie ich auch bei Ihnen einfach nur noch so mitmache und versuche, Ihnen ein gutes Gefühl zu geben, habe ich einen solchen Hass auf mich bekommen, dass ich wieder getrunken habe.«

Sozialpädagogin *spricht die der Patientin bewusste positive Intention an:* »Das klingt ja danach, als hätten Sie sich gerne anders verhalten als sonst. Vorhin haben Sie nicht versucht, Ihren Ärger auf mich zu verbergen, ich habe ziemlich heftige Kritik von Ihnen abbekommen. Hat sich das besser angefühlt?«

Klientin: »Ja schon, aber nur, weil Sie nicht wie mein Mann alles schöngeredet oder fies zurückgeschossen haben. So hatte ich das eigentlich von Ihnen erwartet.«

Sozialpädagogin: »Mir ging es übrigens ähnlich, auch ich musste heute meine Meinung über Sie korrigieren. Ich war heute völlig überrascht, dass Sie sich trauen, mir etwas von der ganzen Wut und Enttäuschung zu zeigen, auf der Sie sitzen. Ich denke, dass sich daraus ein guter Weg entwickeln kann, auf dem Sie sich immer besser selbst verstehen und Ihr Leben ändern können.«

Klientin: »Jetzt habe ich wieder Hoffnung, dass ich offen zu Ihnen sein kann, bevor ich wieder anfangen muss zu trinken.«

Sozialpädagogin *merkt eine kleine Irritation, auf die sie eventuell im nächsten Gespräch zurückkommen will:* »Und ich weiß jetzt, dass eine solche Offenheit in unserer Zusammenarbeit alles andere als selbstverständlich ist und nicht immer vorhanden sein kann. Heute fand ich sie sehr kostbar. Dann sehen wir uns nächste Woche wieder, bis dahin alles Gute.«

Die Verabschiedungssequenz bei dieser Klientin weist daraufhin, dass im Suchtbereich besonders auf Als-ob-Tendenzen geachtet werden sollte, um nicht die Veränderungsmotivation und -möglichkeiten zu überschätzen. Die Klientin aus dem Beispiel hat ein sensibles Gespür dafür, wie nicht nur sie selbst, sondern auch ihr Umfeld die Neigung zum »Einfach-nur-Mitmachen« und »Schönreden« hat. Gerade deshalb erinnert die Äußerung, dass sie jetzt wieder Hoffnung habe, daran, zu überlegen, ob sie nach der vorangegangenen Auseinandersetzung zumindest teilweise wieder in die Rolle einer braven Patientin schlüpft. Darauf wird die Sozialpädagogin besonders achten müssen.

Es entspricht den Verhaltens- und Erlebensmustern vieler Suchtkranker, vorhandene innerpsychische Stressoren wie schwer erträgliche Gefühle, Sehnsüchte, Konflikte oder Impulse, aber auch soziale Belastungen nicht infrage zu stellen, sondern ihnen mit Anpassung, Mehrleistung und

Überspielen zu begegnen. Das äußert sich unter anderem im Suchtmittelkonsum, der ihnen diese Verhaltensweisen erleichtert oder zumindest erträglicher erscheinen lässt.

Die sozialkommunikative Komponente von Abhängigkeit zeigt sich bei manchen Patientenkarrieren an einem beträchtlichen Zuwachs an Therapie- und Selbsthilfewortschatz (»Ich musste erst ganz unten in der Gosse landen, um zu merken, dass dies meine letzte Chance ist, etwas zu ändern« oder »Freund Alkohol sollte mir dabei helfen, dass ich mich totsaufe«). Das hat durchaus positive Aspekte. Es kann den Erkrankten erleichtern, Worte für ihre Erlebens- und Verhaltensweisen zu finden, auch kann es in der Begegnung mit gleichermaßen betroffenen Personen mögliche Scham reduzieren und das Zusammengehörigkeitsgefühl stärken, wie es beispielsweise die verschiedenen Krankheits- und Gesundungskonzepte von Selbsthilfegruppen oder Suchthilfeeinrichtungen aufgreifen.

Aber manchmal sind Identifikationen mit hilfeversprechenden Konzepten oder Personen auch verbunden mit einer floskelhaften Wiederholung von immer denselben Aussagen. Für eine progressive Entwicklung ist es wichtig, solche Stereotypen zu hinterfragen und damit die Mentalisierungsfähigkeit zu stärken. Dem würde nicht gerecht werden, stereotypem Sprachgebrauch mit stereotyper Ablehnung zu begegnen. Mentalisieren bedeutet in der Suchtbehandlung stattdessen, sich für die mentale Ebene zu interessieren, die hinter dieser Kommunikation zu finden ist.

BEISPIEL

Patient, *kurz vor Entlassung von einer Suchtstation:* »Diesmal schaffe ich den endgültigen Ausstieg, das weiß ich, da brauche ich gar nicht lange zu überlegen, denn das ist meine letzte Chance, clean zu werden.«

Psychiater: »Wir kennen uns ja schon viele Jahre, aber diesmal habe ich mir wirklich große Sorge um Sie gemacht. Deshalb freut es mich, wenn Sie Ihr Vorhaben umsetzen können. Mir ist allerdings auch etwas unwohl, wenn ich Sie so reden höre. Können Sie sich vorstellen, was mich beunruhigt?«

Patient, *genervt:* »Fuck, jetzt kommen wieder diese Fragen. Ich habe echt die Schnauze voll vom Nachdenken, ich will einfach die Drogen hinter mir lassen!«

Psychiater *weiß um die Tragfähigkeit der Beziehung zum Patienten und traut es sich nach kurzem Validieren, herausfordernd zu reagieren:* »Kann ich verstehen, wir kreisen immer wieder um dieselben Fragen. Das ist anstrengend und frustrierend … Also gut, dann schaffen Sie es ohne Nachdenken. Ich wünsche Ihnen viel Glück und gutes Gelingen. Sie erhalten dann heute Mittag Ihren Entlassbrief.«

Patient, *entrüstet:* »Halt, Mann! Sie können mich doch nicht einfach so gehen lassen!«

Psychiater: »Doch, kann ich. Muss ich sogar, wenn Sie die Schnauze davon voll haben, mit mir nachzudenken, wie Sie Ihr Risiko bei künftigen Rückfällen geringer halten wollen und clean bleiben könnten.«

Patient: »Okay, ich seh's ja ein, genauso wie jetzt habe ich bei den letzten Entlassungen auch rumgetönt. Aber es ist echt nervig, ich hänge da einfach fest, ich will dann einfach nicht mehr hingucken.«

Psychiater: »Wenn Sie diesen Realismus bewahren können, mache ich mir schon ein Stückchen weniger Sorgen um Sie. Lassen Sie uns doch vor Ihrer Entlassung noch genauer anschauen, was es so schwer macht. Das würde ich dann auch in den Brief an Ihre Beratungsstelle aufnehmen.«

Challenge-Strategien sollten nicht aus einem dominanten Gegenübertragungsgefühl von Frustration, Ärger und dem Impuls heraus stattfinden, den Patienten loswerden zu wollen. Die Basis für Challenge sind eine Vertrauensbasis zwischen Patient und Therapeut und dessen positive Zugewandtheit. Diese zeigt sich aber nicht in stützenden, hilfreich gemeinte Nähe fördernden Interventionen. Challenge geschieht mit der

Absicht, Patienten durch Irritationen aus ihren festgefahrenen dysfunktionalen Erlebens- und Verhaltensmustern herauszubringen und dadurch Veränderung zu ermöglichen.

Psychosomatische Symptome

Körperliches Erleben, insbesondere die ganze Bandbreite psychosomatischer Phänomene, wurde im Vergleich mit psychischen und sozialen Störungsaspekten deutlich später in ihrem Bezug zu Mentalisierungsprozessen beleuchtet (Bolm 2009 a, 2021, S. 167 ff.; Luyten u. a. 2012 b; Schultz-Venrath 2021). Wie die Veröffentlichungen verdeutlichen, erlaubt der Mentalisierungsansatz eine gute Zuordnung des Erlebens psychosomatisch Erkrankter zu den drei Vorstufen eines reflektierenden Modus, dem Äquivalenz-, dem Als-Ob- und dem teleologischen Modus. Daraus wiederum lassen sich Orientierungen für die praktische therapeutische und pflegerische Arbeit ziehen. Im Besonderen geht es dabei darum, verschiedene Arten von Anspannungsquellen zu unterscheiden, die mit Körpersymptomen assoziiert sind.

Bei einem Teil der psychosomatischen Beschwerden sind die Quantität und Intensität von massivem Stress, der durch äußere oder auch innerpsychische Probleme ausgelöst ist, schlichtweg nicht mehr mentalisierend zu verarbeiten. Die drastisch erhöhten Stresshormonspiegel zeigen sich als Reaktion der betroffenen Organe.

Aus einer Fachklinik stammt folgendes Beispiel einer Schmerzpatientin:

BEISPIEL

Die Patientin will Massage jetzt!

Körperpsychotherapeutin: »Na, wie ist es Ihnen nach unserem ersten Termin ergangen?«

Patientin, *im teleologischen Modus:* »Ehrlich gesagt, ich brauche Massage, wie zu Hause! Jeder Tag hier macht es schlechter. Ja, alle sind nett und geben sich Mühe, Sie ja auch. Aber das ganze Reden und so, das bringt mir nichts. Gestern hatte ich ein Gespräch mit meiner Psychologin. Sie wollte etwas wissen über die Probleme mit meiner jüngsten Tochter. Sie wissen doch, die, die Drogen nimmt. Ich habe alles brav erzählt, und was hat es gebracht? Ich habe die ganze Nacht vor Schmerzen kein Auge zugetan!«

Körperpsychotherapeutin: »Das tut mir leid, denn Sie hatten doch gehofft, hier schnell weniger Schmerzen zu haben. Und das Gespräch hat es auch nicht besser gemacht, stattdessen hatten Sie die ganze Nacht Beschwerden und hoffen auf Massage. Haben Sie denn die Vermutung, dass das Gespräch und die Verschlechterung miteinander zu tun hatten?«

Patientin: »Ja, als die Psychologin schon anfing mit dem Thema, hat sich alles in mir zusammengekrampft. Ich bin schließlich hierhergekommen, weil ich es mit meiner Tochter unter einem Dach nicht mehr ausgehalten habe. Und dann geht es im Gespräch wieder nur um sie! Massage hat mir gutgetan! Sie behandeln doch auch den Körper, können Sie nicht …« *Schweigt.*

Körperpsychotherapeutin: »Das macht mich jetzt neugierig. Was war denn so wohltuend an der Massage? Und hat das etwas mit Ihrem Wunsch an mich zu tun?«

Patientin: »Da hat sich endlich mal jemand nur um mich gekümmert. Und wenn mir dann so warm und wohl war, konnte ich endlich einmal für eine halbe Stunde die ganzen Sorgen vergessen.«

Körperpsychotherapeutin: »Es tut richtig gut, zu sehen, wie entspannt Sie auf einmal dreinschauen, wenn Sie davon erzählen. Ich habe jetzt besser verstanden, dass es wichtig für Sie ist, einmal etwas nur für sich zu tun und nicht dauernd von Ihren Sorgen gefangen zu sein. Wenn wir das wissen, kann ich – und kann unser Team – Sie dabei mit verschiedenen Methoden gut unterstützen.«

Patientin atmet erkennbar erleichtert auf.

Körperpsychotherapeutin *geht auf die mentale und interaktionelle Ebene:* »Wir benötigen allerdings Ihre Hilfe dabei, denn mir geht schon die ganze Zeit eine Schwierigkeit im Kopf herum, von der Sie vorhin erzählt haben und die wir zusammen angehen müssen. Meinen Sie, dass Ihre Psychologin das gemerkt hat, als es Ihnen in Ihrem Gespräch gestern zu viel wurde?«

Patientin: »Nee, bestimmt nicht, ich kann meine Schmerzen super verbergen, das habe ich mein ganzes Leben lang trainiert!«

Körperpsychotherapeutin: »Dann würde ich es Ihnen auch nicht anmerken, wenn ich jetzt ein paar Körperübungen mit Ihnen mache und Sie dabei mehr Beschwerden bekommen?«

Patientin: »Nein, und später käme bestimmt wieder die Quittung dafür.«

Körperpsychotherapeutin: »Und wenn Sie mit mir und auch mit den anderen Therapeuten üben, rechtzeitig und klar Ihre Grenzen und Bedürfnisse anzumelden, wie wäre das für Sie?«

Patientin: »Das kann ich mir gar nicht vorstellen, da spannt sich jetzt sofort wieder alles an!«

Körperpsychotherapeutin: »Das glaube ich Ihnen gern, ich stelle es mir sehr ungewohnt für Sie vor. Aber auch wenn es vielleicht für Sie befremdlich klingt, ich freue mich gleichzeitig, denn diesmal haben Sie mir sofort Bescheid gesagt, dass Ihr Körper reagiert. So schnell habe ich einen Fortschritt gar nicht erwartet!«

Patientin, *etwas ungläubig schauend:* »Meinen Sie wirklich?« *Wieder im teleologischen Modus:* »Aber was hilft mir das jetzt?«

Körperpsychotherapeutin *geht wieder auf die mentale und interaktionelle Ebene:* »Na ja, das war vielleicht ein bisschen zu schnell von mir gesagt, denn erst einmal hilft es *mir,* weil ich erlebt habe, wie Sie uns als Team helfen können, die Therapie besser auf Sie abzustimmen. Wenn ich an Ihre Anspannung denke, kann ich mir gut vorstellen, dass Sie im Rest unserer Zeit mit mir ein paar Wohlfühlübungen ausprobieren.«

Ohne den Blick auf ihre eingeschränkte Mentalisierungsfähigkeit wäre diese Patientin vielleicht mit einer Art Kurzschlussinterpretation konfrontiert worden, etwa in dem Sinne, dass der Körperschmerz ein Ausdruck für den Seelen- oder Beziehungsschmerz sein könnte. Darüber kann zwar spekuliert werden, jedoch wird dem Mentalisierungskonzept folgend auf solche Deutungen verzichtet. Stattdessen steht im Vordergrund, etwas zu erfahren über das Krankheits- und Problemverständnis der Patientin, um zu einer Arbeitsgrundlage für ein gemeinsames Erforschen der psychosomatischen Zusammenhänge und der Veränderungsmöglichkeiten zu gelangen.

Psychosomatische Patientinnen und Patienten sollten eine neugierige und validierende Resonanz bezüglich ihrer Körperwahrnehmung erfahren und nicht bereits zu Beginn einer Behandlung hohe Ansprüche an die Mentalisierungsfähigkeit erfüllen müssen. Erst die empfundene Sicherheit eröffnet therapeutische Räume für die Integration der körperlichen und psychosozialen Aspekte.

Das gilt auch dann, wenn bei manchen psychosomatischen Symptomen eine symbolhaft gezeigte Konflikthaftigkeit auf der Hand liegt, deren Bedeutung aber oft dem Bewusstsein der betroffenen Person nicht zugänglich ist. Und diese führt dann in einen Teufelskreis von Stress und Symptomverstärkung. Von der Mentalisierungsfähigkeit hängt ab, wie die innerpsychischen Hintergründe im Rahmen einer Therapie oder Behandlung so zu erschließen sind, dass ein Ausdruck für konflikthafte innere Anteile gefunden werden kann, der ohne körperliche Darstellung auskommt.

Die folgende Kurzzusammenfassung über einen mehrjährigen ambulanten Gruppentherapieverlauf zeigt, wie sich die Zugänglichkeit für Interpretationen in Abhängigkeit von der Mentalisierungsfähigkeit ändern kann.

BEISPIEL

Eine sechzigjährige ehemalige Topmanagerin eines börsennotierten Unternehmens ist durch Fusion mit einem Konzern aus Übersee erst in einen mehrjährigen beruflichen Höhenflug geraten und danach aus dem neu entstandenen Verbund gemobbt worden. Ein Jahr später hat die Niedergeschlagenheit nachgelassen. Die sehr reflektiert wirkende Frau kommt in die Gruppenpsychotherapie, um nach Jahrzehnten der Definition über ihren Beruf und allerlei damit verbundener Einseitigkeiten und Verletzungen daran zu arbeiten, wieder Vertrauen in die eigene Wahrnehmung und in zwischenmenschliche Beziehungen zu bekommen, denn nach dem Ausscheiden aus dem internationalen Jetset-Job wird vom Ehemann die Beziehung infrage gestellt. Sie hat so gut wie keine eigenen Freunde mehr und selbst bei der Alltagsbewältigung fühlt sie sich fremd und hilflos anderen Menschen gegenüber, zum Beispiel beim Einkaufen oder wenn sie versucht, sich neue Kontakte oder ein Hobby zu erschließen. Sie hat ein Symptom, das sie zwar nicht ununterbrochen stört, aber immer wieder dem Gefühl massiver Ohnmacht aussetzt. Sie kann nämlich nicht mehr, wie früher üblich, mit ihrer Luxuslimousine schnell fahren. Bei Geschwindigkeiten von über 80 Kilometer pro Stunde bekommt sie Herzrasen, Schwindel, Zittern und muss auf dem Seitenstreifen anhalten. Nur wenn ihr Ehemann danebensitzt, kann sie weiterfahren.

Verhaltenstherapeutische Expositionen hatten ihr im Vorfeld nicht weitergeholfen. Anfänglich berichtet sie der Gruppe von bizarr anmutenden Alltagsgeschichten, bei denen sie wie mit dem erstaunten Blick eines Außerirdischen die Erlebnisse ihres Alltags kommentierte. Jedes Wort ist mit Bedacht gewählt, der Effekt auf die Gruppe grandios bis grenzenlos komisch, doch ist eine darüber hinausgehende emotionale Verbindung zu ihr kaum möglich. Zweieinhalb Jahre benötigt sie, um sich an die authentische Kommunikation in der Gruppe zu gewöhnen, sich lebendig und wertgeschätzt zu erleben und spontan zu beteiligen. In dieser Zeit lernt sie ihren Ehemann quasi neu kennen und lieben, was sie als großes Glück empfindet.

Das Vertrauen in bedeutungsvolle und hilfreiche zwischenmenschliche Begegnungen ist wiederhergestellt.
Erst zu diesem Zeitpunkt berichtet sie der Gruppe von ihren Schwierigkeiten beim Autofahren, die sich die ganze Zeit über nicht verändert haben. In der nächsten Sitzung hört sie von einem Mitpatienten, er habe sich darüber noch mal Gedanken gemacht, eigentlich liege die Sache ja auf der Hand: Sie habe in ihrem Berufsleben ein solches Tempo vorgelegt, dass sie quasi damit gegen die Wand gefahren sei. Er könne verstehen, dass sie jetzt in jeder Situation die Kontrolle behalten wolle oder die ihres Mannes benötige. Auf diese lehrbuchmäßige Deutung ihres Mitpatienten erfolgt unmittelbar die Symptomheilung, die Panikzustände tauchen nicht mehr auf. Drei Monate später beendet die Patientin zufrieden die Therapie.

Auch wenn solche spektakulären Erlebnisse sicher Seltenheitscharakter haben, so bleibt doch zu bedenken, dass diese Patientin trotz ihrer vor der Erkrankung sehr gut vorhandenen Mentalisierungsfähigkeit, streng genommen ohne Merkmale einer Persönlichkeitsstörung oder einer Posttraumatischen Belastungsstörung, dennoch intensive therapeutische Arbeit benötigte, um sich auf nahe und hilfreiche Beziehungen und diese Deutung ihrer psychosomatischen Symptome einzulassen.

(Körper-)Symptome können bei manchen Menschen die Brücke zum Sicherheit gebenden anderen sein. Erst wenn Körperbeschwerden präsentiert werden, wird gehofft, von anderen Hilfe zu bekommen.

Ein Beispiel aus einer Beratungsstelle für psychisch erkrankte Menschen zeigt das Scheitern einer nicht hinreichend mentalisierenden, einseitig auf die Psyche fokussierenden Haltung.

BEISPIEL

Klient: »Gestern habe ich wieder so Herzschmerzen gehabt.«

Betreuerin: »Das kennen Sie und ich ja bereits von Ihnen, es ist nicht bedrohlich. Aber was war denn vorher los?«

Klient: »Ich muss überlegen.« *Schweigt.* »Ich erinnere mich vor allem an die Brustschmerzen. Ich muss wieder zum Kardiologen, ich brauche Hilfe, damit ich keinen Herzinfarkt bekomme!«

Betreuerin: »Die Ursachen sind in Ihrer Psyche zu suchen, denn Sie sind körperlich gesund. Deshalb würde ich gerne wissen, welche Ereignisse oder Gefühle diese Beschwerden ausgelöst haben könnten. Können Sie mir dazu mehr sagen?«

Klient: »Nein, es kam aus heiterem Himmel. Ich saß gerade mit meiner Schwester zusammen, die gestern zu Besuch war. Das macht sie selten, darum ist es mir wichtig. Sie wollte gerade wieder gehen, da gingen die Brustschmerzen bei mir los.«

Betreuerin: »Das klingt nach Trennungsschmerz.«

Klient: »Aber das ist doch nicht der Rede wert. Täglich begegne ich Menschen und verabschiede mich von ihnen. Und mit meiner Schwester, das war ein ganz normales Gespräch, ich habe gar keine besonderen Gefühle gemerkt! Wie sollen denn dadurch Herzbeschwerden entstehen?«

Dieselbe Ausgangslage würde sich ganz anders entwickeln können, wenn auf das Mentalisieren des Körpers und auf die Beziehung fokussiert würde.

BEISPIEL (VARIANTE)

Klient: »Gestern habe ich wieder so Herzschmerzen gehabt.«

Betreuerin *priorisiert, den Patienten in seinem Krankheitserleben emotional abzuholen:* »Hat es sich diesmal auch wieder so bedrohlich angefühlt?«

Klient: »Ja, und ich war wieder so sicher, dass es diesmal wirklich ein Herzinfarkt ist.«

Betreuerin: »Das kennen Sie und ich ja bereits von Ihnen, es ist jedes Mal sehr schlimm für Sie, besonders nachdem Sie so viele Untersuchungen haben machen lassen, die Sie hätten beruhigen können.«

Klient *klingt erleichtert über die Reaktion:* »Ja, ich dachte, dass ich so etwas nicht wieder erlebe, deshalb war es doppelt heftig. Ich kann es mir nicht erklären, es kam aus heiterem Himmel. Ich saß gerade mit meiner Schwester zusammen, die gestern zu Besuch war. Das macht sie selten, darum ist es mir wichtig. Sie wollte gerade wieder gehen, da gingen die Brustschmerzen bei mir los.«

Betreuerin *entscheidet sich für die sogenannte Videotechnik, bei der schrittweise und gemeinsam das Mentalisieren nachgeholt wird:* »Erzählen Sie doch mal, was genau in Ihnen vorging und wann Sie welche Beschwerden gespürt haben, der Reihe nach, eins nach dem anderen. Und beginnen Sie bitte da, als es Ihnen noch gut ging.«

Klient: »Ich hatte ja erzählt, dass meine Schwester nicht oft kommt. Früher haben wir uns oft gestritten und danach kaum noch Kontakt gehabt. Gestern im Café, das war aber ein ganz normales, nettes Gespräch, wir haben uns erzählt, wie unser Leben ist, und ich hatte ihr gerade anvertraut, dass ich schon lange in Therapie bin …«

Betreuerin, *erstaunt und neugierig:* »Das hat sie nicht gewusst?«

Klient: »Das hat sich richtig gut angefühlt, ich konnte zum ersten Mal wieder offen mit ihr reden. Doch dann hat sie auf die Uhr geschaut und gesagt, dass sie gerne weiterreden würde, aber leider noch eine weite Heimreise hat und so langsam aufbrechen muss. Aber wir könnten uns ja neu verabreden.«

Betreuerin: »Und wie war das in dem Moment für Sie?«

Klient: »Ich war wie betäubt und habe mich dann schnell von ihr verabschiedet. Dabei habe ich schon gemerkt, dass mein Herz viel zu schnell schlägt. Da kam die ganze Angst vor dem Herzstillstand wieder hoch. Ausgerechnet nachdem es so ein schöner Nachmittag gewesen war, ich kann es nicht verstehen!«

Betreuerin: »Mir geht noch so nah, dass Sie schon vor der Herzangst in einem Ausnahmezustand waren. Hin und wieder erlebe ich auch, dass mein Körper reagiert, auch wenn ich selbst das noch gar nicht verstehe. Meist brauche ich dann etwas Zeit, manchmal auch jemanden zum Reden, um zu begreifen, was mit mir los ist.«

Klient: »Danach, abends, habe ich dann schon gemerkt, wie enttäuscht ich war. Eigentlich habe ich mich richtig geärgert, dass sie sich nicht ein bisschen länger Zeit … Verdammt, jetzt geht's schon wieder los!«

Betreuerin: »Sie wirken ganz aufgeregt. Was geht denn wieder los?«

Klient: »Na, das Herzrasen! Ich kann nichts dagegen machen!«

Betreuerin *wartet etwas ab und, statt gleich auf den Zusammenhang mit den Gefühlen zu fokussieren, erkennt sie das konkrete (teleologische) Bedürfnis des Patienten nach Entlastung an:* »Aber diesmal bin ich bei Ihnen.«

Klient, *nach einer Pause:* »Ja, das macht einen Unterschied. Ich bin jetzt viel klarer im Kopf und weiß, dass es wieder mal nur ein Angstanfall war.«

Betreuerin *prüft, ob so schnell schon ein gewisses Mentalisieren möglich ist:* »Das freut mich, denn gestern im Café war das nicht möglich. Aber jetzt können Sie Ihre Gedanken, Gefühle und Körperbeschwerden viel besser einschätzen und sich viel schneller beruhigen. Was ist heute anders?«

Klient *überlegt länger:* »Na, Sie sind nicht meine Schwester! Das ist etwas ganz anderes.«

Betreuerin: »Da bin ich aber neugierig.«

Statt inhaltsbezogen auf eine angemessene Interpretation seiner Körpersymptome durch den Klienten hinzuarbeiten, wie im ursprünglichen Ablauf, achtet die Betreuerin im Alternativszenario auf das Mentalisierungsniveau und prüft, wann sie sich konkret zur Verfügung stellen muss (»es ist jedes Mal schlimm für Sie«, »Hin und wieder erlebe ich auch …«,

»Aber diesmal bin ich bei Ihnen«, »Das freut mich …«) und wann sie wieder mehr das Reflektieren anregen kann.

Gegen Schluss dieser Sequenz ist es gut vorstellbar, dass beide noch ein bisschen weiterforschen, zum Beispiel wenn die Betreuerin ankündigt: »Auch ich werde gleich auf meine Uhr schauen und das Gespräch beenden müssen, wie Ihre Schwester gestern. Was wird dann in Ihnen vor sich gehen? Werden Sie wieder wie betäubt sein und Herzrasen bekommen?«

Insbesondere psychiatrisch Tätige, die nicht aus ärztlichen, pflegerischen oder körpertherapeutischen Berufsgruppen kommen, vernachlässigen manchmal die körperliche Seite des Leidensdrucks der Hilfesuchenden. Bei psychosomatischen Problemen fängt die Integration von Körper und Seele im Kopf des Therapeuten an.

Posttraumatische Belastungsstörungen

Traumata in der Kindheit und Jugend können auch in späteren Lebensphasen fortdauernde Symptome einer Posttraumatischen Belastungsstörung (PTBS) erzeugen, beispielsweise ängstliche Vermeidung mit Generalisierungstendenz, Hypervigilanz mit Schreckhaftigkeit, Schlafstörungen und Intrusionen mit Flashbacks, Albträumen und Pseudohalluzinationen. Hinzu kommen die körperlichen Begleiterscheinungen von extremem Stress und eventuell noch Derealisation oder Depersonalisation.

Besonders nach Traumatisierungen durch nahe Bezugspersonen können sich tiefgreifende Einbrüche in die Vertrauensfähigkeit, das Selbstwertgefühl und die Selbstwirksamkeit entwickeln. Sie äußern sich nicht alle in der Entwicklung einer PTBS, sondern verbergen sich hinter verschiedensten Ausprägungen von Depressionen, Ängsten und psychosomatischen Störungen sowie mangelnder sozialer und körperlicher Selbstfürsorge.

Die Kopplung traumatischer Lebenserfahrungen mit der Entstehung von Persönlichkeitsstörungen sticht am meisten beim Borderlinetypus ins Auge. Insofern entwickelte die Arbeitsgruppe um Anthony Bateman und Peter Fonagy (Bateman & Fonagy 2004) die Mentalisierungsbasierte Therapie (MBT) zwar zuerst für Borderlinepatientinnen, hatte damit aber implizit schon die mentalisierungsbasierte Haltung und Methodik im Kontakt mit vielen komplex traumatisierten Erkrankten ausgearbeitet. > Borderline, Seiten 69, 128

Die Mentalisierungsbasierte Therapie von komplex traumatisierten Personen (Bolm 2007 a, 2009 a, 2012, 2014 b; Allen u. a. 2012; Diez Grieser 2022) widmet sich vor allem Krankheitszuständen, deren Art und Schwere nicht selten durch eine Kombination negativer Bindungserfahrungen und sehr schwerer, lang andauernder oder wiederholter Traumatisierung zustande gekommen sind. So verwundert es nicht, dass es bei der therapeutischen Haltung und der Gestaltung des Behandlungsprozesses einige Gemeinsamkeiten mit speziellen traumatherapeutischen Therapiekonzepten gibt.

Die Einteilung vieler traumatherapeutischer Methoden in stabilisierende, traumakonfrontierende und die Therapieergebnisse in den Alltag integrierende Abschnitte findet sich auch in Mentalisierungsbasierten Therapien wieder. Unter dem Ziel, auf die Etablierung von »Epistemic Trust« (Fonagy & Allison 2014) hinzuarbeiten, wird die Förderung von Grundvertrauen in zwischenmenschliche Beziehungen, in Kommunikation und eigene Wahrnehmung verstanden.

Methodisch steht dabei zunächst die (Wieder-)Herstellung der Mentalisierungsfähigkeit im Vordergrund, wozu eine Grundstabilität in der Zusammenarbeit erreicht werden muss, auch wenn es keine strenge Phasenvorgabe in Stabilisierung, Konfrontation und Alltagsintegration gibt. Die Balance zwischen Stabilisierung und direkter Auseinandersetzung mit den prägenden traumatischen Inhalten hängt von der Mentalisierungsfähigkeit ab. Die Vertrauensbildung und das Erforschen und Verändern von gegenwärtigen, traumatisch beeinflussten Mustern des Denkens, Fühlens und Handelns sind in der MBT wichtiger als das genaue Rekonstruieren der früheren traumatischen Geschehnisse. Im Fokus steht die Stärkung der die Traumaerfahrungen verarbeitenden Ich-Funktionen und einer selbstfürsorglichen Beziehungsgestaltung.

Ein Beispiel aus einer stationären Behandlung, als sich die Patientin Frau S. nachts im Pflegestützpunkt bei der Nachtwache einfindet, zeigt dies:

BEISPIEL

Pflegerin: »Guten Abend, Sie sind ja noch wach.«

Patientin: »Ja, ich kann nicht einschlafen. Es ist schrecklich, mir geht nach der Einzelstunde heute Nachmittag so vieles durch den Kopf, die schlimmen Sachen von früher mit meinem Onkel, dann mit meinem Ex-Mann und wie schlimm es letztes Jahr in der anderen Psychiatrie war. Das wissen Sie doch alles, oder?«

Pflegerin *orientiert sich beim Mentalisieren am dominanten Gefühl der Patientin und vermutet deshalb, dass es jetzt nicht um die Traumabiografie geht, sondern um Beruhigung und um die Frage, ob sich die Patientin bei der Nachtwache gut aufgehoben fühlen kann. Deshalb verzichtet sie auf inhaltliche Nachfragen:* »Die Einzelheiten kenne ich nicht alle, aber das Wichtigste schon. Wenn das alles wieder hochkommt, kann ich mir vorstellen, dass Sie nur schwer zur Ruhe kommen.«

Patientin, *erstaunt:* »Dann muss ich jetzt nicht alles noch einmal von vorne erzählen?«

Pflegerin: »Nein, und damit wäre mir auch nicht wohl, denn dann wären Sie noch mehr mitten in Ihren Erinnerungen, und Ihre Anspannung nimmt dadurch wahrscheinlich nicht ab.«

Patientin, *erleichtert:* »Stimmt, davon habe ich heute schon mehr als genug.« *Sie schweigt, dann wieder ängstlich:* »Aber was kann ich denn jetzt dagegen tun?«

Pflegerin: »Lassen Sie uns doch zusammen anschauen, welche Strategien und Hilfsmittel zur Beruhigung Sie seit der Aufnahme schon in Ihren Notfallkoffer gepackt haben. Und erzählen Sie mir, was davon sich bewährt hat. Ich bin gespannt.«

Am nächsten Tag kommt Frau S. mit übermüdetem Gesichtsausdruck zu ihrer Stationspsychologin.

Patientin: »Guten Morgen. Ich sage es Ihnen gleich, mit mir ist heute nichts anzufangen, ich habe eine fürchterliche Nacht hinter mir. Ich konnte bis weit nach Mitternacht kein Auge zutun. Schließlich bin ich zur Nachtwache gegangen. Die hat mir geholfen, ein paar Skills anzuwenden. Dann hatte ich immerhin für drei Stunden Ruhe.«

Psychologin *signalisiert, dass die Botschaft emotional angekommen ist:* »Ich habe es in der Übergabe vom Pflegeteam gehört. Das klingt ja heftig, und wir schauen mal, was Ihr Zustand heute erlaubt. Aber ich bin auch erleichtert, dass Sie immerhin ein bisschen was für sich tun konnten.«

Patientin: »Ja, das war gut. Aber so eine Nacht möchte ich nicht noch mal erleben.«

Psychologin: »Na, dann schauen wir mal, das Beste draus zu machen. Ich habe gehört, es hatte etwas mit unserem Gespräch gestern Nachmittag zu tun. Können Sie mir da weiterhelfen?«

Patientin *schaut etwas ängstlich:* »Ich weiß nicht. Jedenfalls ging es mir danach richtig schlecht. Ich habe mir solche Mühe gegeben, alles zu erzählen, damit mich endlich mal jemand versteht. Aber dadurch ist alles noch viel schlimmer geworden. Aber so richtig gemerkt habe ich das erst hinterher.«

Psychologin, *transparent selbstkritisch:* »Das tut mir leid! Ich konnte nicht einschätzen, was Sie sich zumuten können, und hatte nach unserer Sitzung selbst auch ein ganz ungutes Gefühl. Ob Sie so viele schlimme Erinnerungen auf einmal verdauen können? Ich habe mich gefragt, ob ich Sie nicht viel früher hätte stoppen müssen. Heute kann ich sagen: Ich habe Ihren Zustand falsch eingeschätzt und hätte Sie stoppen müssen.«

Patientin: »Ich weiß nicht. Von heute aus betrachtet wär's gut gewesen, aber gestern? Ich hätte mich abgewiesen gefühlt.«

Psychologin: »Notfalls hätte ich das in Kauf nehmen müssen.«

Patientin, *nach einer Pause:* »Es klingt ein bisschen komisch, aber jetzt fühle ich mich viel besser. Ich hatte heute Morgen ziemliche Angst, wie Sie reagieren.«

Psychologin: »Das möchte ich besser verstehen.«

Patientin: »Na, Sie könnten beleidigt oder verärgert sein, weil Sie meine Worte als Kritik auffassen.«

Psychologin *validiert:* »Und das wäre schlimm, besonders wenn es Ihnen so schlecht geht und Sie meine Hilfe brauchen?«

Patientin: »Ja, und ich kenne es nicht anders, dann wird losgeschrien oder tagelang nicht mehr mit mir geredet.«

Psychologin: »Okay, und deshalb müssen Sie vorsichtig sein.« *Die Patientin nickt etwas verlegen.* »Aber vorhin sagten Sie, dass Sie sich jetzt besser fühlen. Hat sich denn etwas verändert?«

Patientin: »Jetzt habe ich das Gefühl, dass ich offen zu Ihnen sein darf.«

Psychologin: »Wissen Sie noch, was diese Wendung möglich gemacht hat?«

Patientin: »Ja, das war der Moment, in dem Sie von Ihren Zweifeln erzählten. Das kam für mich völlig überraschend. Zu Hause und in der Ehe ging es immer nur darum, wer Sieger ist und wer verliert.«

Psychologin: »Wenn das so tief sitzt, wird es vermutlich nicht das letzte Mal gewesen sein, dass Sie solche Befürchtungen bekommen. Würden Sie es mir dann – so wie heute – zeitnah mitteilen?«

Patientin: »Ja, ich versuch's.«

MULTIMODALITÄT Methodisch kommt die MBT den Bedürfnissen komplex traumatisierter Menschen sehr entgegen, indem sie eine optimale Integration traumatherapeutischer Methoden erlaubt, zum Beispiel imaginative Stabilisierungsübungen, EMDR oder andere Traumakonfrontationstechniken. Körperpsychotherapie oder künstlerisch-kreative Techniken sind für diese Behandlungen besonders wichtig. Die Multimodalität öffnet mehr Kanäle, um mit Flashbacks (Äquivalenzmodus), Dissoziationen (Als-ob-Modus) oder selbstverletzendem oder süchtigem Verhalten (teleologischer Modus) umzugehen.

Werden die Methodenauswahl, die spezielle Interventionstechnik und die affektive Intensität an den Grad der Mentalisierungsfähigkeit von Traumatisierten angepasst, dann gelingt es, emotionale und kognitive Überflutung (Äquivalenzmodus) mit retraumatisierender Intensität zu vermeiden. Wenn traumatische Intrusionen das Erleben dominieren, dann gilt in der MBT dasselbe wie bei anders ausgelösten Mentalisierungsstörungen auch: Die sichere Beziehungsbasis und die (Wieder-)Herstellung des mentalisierenden Prozesses haben Vorrang vor der Inhaltsebene, vor dem detaillierten Nachfragen oder dem Zulassen weiterer inhaltlicher Details.

Wie immer bei sehr heftiger Symptomatik, die auch starke Gegenübertragungsphänomene hervorrufen kann, spielt eine große Rolle, wie psychiatrisch tätige Personen sich selbst auch in kritischen Situationen einen mentalisierenden Spielraum offenhalten können. Das kann bei nötigen Grenzsetzungen bedeutsam sein, bei sehr starken Flucht- oder Rettungsimpulsen oder bei Dissoziationen, die auch die Behandelnden erfassen können.

BEISPIEL

Eine dreißigjährige Lehrerin hatte auf einem Wochenendworkshop zur Stressbewältigung während eines Entspannungstrainings bei sich seltsame Reaktionen bemerkt. Angstmachende, aber wenig konkrete Bilder, in denen ihr Vater auftauchte, Bauchschmerzen und seit diesem Zeitpunkt sich wiederholende Zustände, in denen sie sich wie neben sich stehend empfand. Danach nahm ihre Leistungsfähigkeit rapide ab, sie konnte sich in der Schule und bei den Unterrichtsvorbereitungen nicht mehr konzentrieren. Die inneren Bilder wurden immer heftiger, gegenüber ihrem Ehemann wurde sie entweder sehr reizbar oder zog sich zurück. Ihre Beziehung war zwar immer schon problembehaftet gewesen, bis zu diesem Zeitpunkt waren die drei Jahre mit ihrem Ehemann aber glückliche Jahre gewesen.

Zuerst in ambulanter Behandlung wurde eine komplexe Posttraumatische Belastungsstörung festgestellt, die jedoch wegen zunehmenden Leidensdrucks und kaum mehr vorhandener Alltagsbewältigung schließlich eine stationäre Aufnahme erforderte. Der stark angespannte Zustand der jungen Frau besserte sich im Standardprogramm der Psychotherapiestation nicht, im Gegenteil. Jedes Teammitglied gab mit seinen Methoden sein Bestes, aber Flashbacks, Schmerzen und Dissoziationen nahmen zu. Die Patientin war verzweifelt, bis hin zu Suizidgedanken, und das Team ratlos, denn auf dieser Station lagen zum Zeitpunkt der Geschehnisse noch nicht viel Kenntnis und Erfahrung mit der Behandlung komplex traumatisierter Patientinnen und Patienten vor.

So schlug in der Teamkonferenz eine Krankenpflegerin vor, das Entspannungstraining zu intensivieren, die Oberärztin meinte, dass es höchste Zeit sei, mit einer hohen Dosis sedierender Psychopharmaka einzusteigen, ein Psychologe schlug vor, detailliert in der Biografie zu erforschen, was genau in der Herkunftsfamilie passiert war, ein anderer meinte, die Patientin müsse sich doch ihren Ängsten stellen und könne in Rollenspielen über ihre inneren Bilder Klarheit gewinnen. All diesen Teammitgliedern war wichtig, mit einer Therapieintensivierung endlich eine Rettungsstrategie zu finden.

Eine andere Untergruppe fand dagegen, dass die Patientin sich mehr anstrengen müsse, sonst habe sie auf dieser Station nichts zu suchen. Es gehe schließlich um ihre Eigenverantwortlichkeit und darum, Grenzen zu setzen. Und drei weiteren Teamkollegen verschiedener Berufsgruppen war vor allem wichtig, dass die Patientin geschont und in Ruhe gelassen werden müsse, damit sie »innerlich auf der Station ankommen« könne, man dürfe »nicht zum Täter werden«. Es kam zu einer erbitterten Diskussion, in der jede Seite meinte, den »richtigen Weg« zu wissen.

Dieses Beispiel zeigt, auf wie viele unterschiedliche Weisen ein Team auf die Not Traumatisierter reagieren kann. In dieser Situation kann eine mentalisierungsförderliche Inter- oder Supervision dem Team helfen, die eigenen Gegenübertragungen zu erkennen und Abstand zum eigenen Wahrheitsanspruch zu gewinnen. In diesem Fall wurde dem Team klar, wie viel Mühe sich jede und jeder von ihnen gab, aber wie stark sie zum Teil in gegenläufige Richtungen arbeiteten. So war einer Untergruppe die ruhige Stabilisierung wichtig, einer anderen das forcierte Einsteigen in die Bearbeitung der emotional am meisten aufwühlenden Traumata. Ein Teil des Teams sah die Patientin als völlig überfordert damit an, Eigenverantwortung zu übernehmen, eine andere Gruppe war vom Gegenteil überzeugt.

Schließlich konnte das Stationsteam wieder so beweglich werden, dass es gemeinsam neugierig darauf wurde, wie die Patientin momentan ihre bisherige Behandlung erlebte. Im Dialog mit der Patientin kamen schlussendlich alle Aspekte zur Sprache, und es wurde mit ihr zusammen eine mehrphasige Strategie festgelegt.

Mentalisieren hat nicht das Rekonstruieren der traumatischen Vergangenheit mit dem Anspruch der objektiven Wahrheitsfindung zum Ziel. Als zentrale verändernde Erfahrung wird angesehen, sich anvertrauen zu können in einer haltgebenden Beziehung und sich wieder zum Interpreten und Akteur des eigenen Lebens zu machen. Dazu sind die verschiedensten Methoden geeignet, wenn sie koordiniert konzipiert und durchgeführt und in ihrer Gesamtheit auf die momentane Mentalisierungsfähigkeit eines Patienten abgestimmt sind.

Aufmerksamkeitsdefizit- und Hyperaktivitätsstörungen

Bei dieser Gruppe von Störungen wird angenommen, dass der Ursprung überwiegend genetischer Natur ist (Mick & Faraone 2008; DGKJP 2017). Symptomatische Gemeinsamkeiten mit Traumafolgeerkrankungen wie Leistungsprobleme, Konzentrations- und Fokussierungsschwierigkeiten, Impulskontrollprobleme oder auch Defizite bei der Fähigkeit zur Selbstberuhigung machen die Differenzialdiagnose schwierig, zumal diese Phänomene Wechselwirkungen mit der überforderten eigenen psychischen Verarbeitung und mit dem sozialen Umfeld erzeugen. Es ist also häufig mit erfahrungsbedingten Überlagerungen zu rechnen, bis hin zur Komorbidität im Sinne einer Persönlichkeitsstörung. Als Resultat dieser sich potenzierenden inneren und sozialen Erfahrungen entstehen Mentalisierungsdefizite, die wiederum dazu führen, dass sich die Folgen bis weit ins Erwachsenenalter hinein auswirken.

Die Mentalisierungsdefizite bei AD(H)S sollten daraufhin untersucht werden, welcher Anteil medikamentöse Hilfe benötigt und in welchem Ausmaß Mentalisierungsförderung sinnvoll ist, und zwar indirekt durch Skills-Training, Mentalisierungstraining der Bezugspersonen oder direkt durch Mentalisierungsbasierte Familientherapie, modifizierte MBT oder MBT-informierte kognitive Verhaltenstherapie.

Falls es zu schwer verkraftbaren Interaktionen kommt, gilt dasselbe wie in vorigen Kapiteln bereits beschrieben: Wenn in Krisen Angehörige, Lehrer oder Therapeutinnen frühzeitig (wieder) mentalisieren können, ist bereits viel gewonnen, um mit der an AD(H)S erkrankten Person den Einstieg in einen mentalisierenden Prozess zu ermöglichen.

Wichtige Reaktionen zur Stärkung des Mentalisierens sowohl für AD(H)S-Erkrankte als auch für die Menschen im Umfeld, inklusive professionelle Helfer, sind:

- entschleunigen,

- innehalten,
- in sich hineinfühlen und empathisch versuchen, andere zu verstehen (Perspektivwechsel),
- durch Nachdenken vor dem Handeln Impulse kontrollieren sowie
- notfalls sich erst einmal Raum zum Nachdenken verschaffen oder einen geeigneten Gesprächspartner hinzuziehen.

Kennzeichnend für Personen mit AD(H)S – und in Krisen auch ihrer sozialen Umgebung – ist der Bedarf an ruhigem und geordnetem Mentalisieren, sodass ein Raum für emotionale und kognitive Prozesse entsteht, die vorausschauendes und situationsangemessen selbstfürsorgliches Handeln ermöglichen. Therapeuten wie auch beratene Angehörige können dabei helfen, indem sie sich – mentalisierend – gut über ihre realistischen Möglichkeiten und ihre Grenzen der Verantwortung klar werden und sich auf dieser Grundlage als Interaktionspartner transparent, entschleunigt und geordnet handelnd zur Verfügung stellen.

Demenzen

Was für die Wechselwirkungen biologischer und psychologischer Faktoren bei Psychosen, Essstörungen und bei AD(H)S beschrieben wurde, gilt in noch viel extremerem Ausmaß für Demenzen. Demente Menschen erleben sich oder ihre Umwelt oft schmerzvoll verändert und können damit nicht flexibel umgehen. Ihnen fehlt zunehmend ein den Kontext verstehendes oder auch relativierendes Mentalisieren. Das macht sie auch in ihrer eigenen Umgebung hilflos und kann mit zunehmender Erkrankung sowohl bei Erkrankten als auch bei Angehörigen Gereiztheit und Impulskontrollverluste nach sich ziehen.

Mentalisierungsförderung kann eine Demenz nicht aufhalten, Mentalisieren vonseiten der Angehörigen und anderer Betreuender hilft jedoch, sowohl den inneren Zustand des dementen Menschen, seine Bedürfnisse und Gefühle als auch die eigene Lage angemessener zu reflektieren. Mentalisieren führt beim sozialen, inklusive dem therapeutischen und pflegerischen Umfeld dazu, Erkrankte besser emotional »abholen« zu können, statt Diskussionen um objektive Wahrheiten, zutreffende Erinnerungen und die richtige Wortwahl zu führen. Damit kann es gelingen, Enttäuschungen zu lindern und Eskalationen zu vermeiden. Das gilt mindestens so lange, wie mit den Erkrankten ein Dialog möglich ist. Doch eine Wechselwirkung von Außenwelt, Innenwelt und Verhalten ist durchaus noch länger beobachtbar. Und so gibt es sogar positive Berichte vom mentalisierenden Umgang mit dementen Personen, die kein Gespräch mehr führen können.

BEISPIEL

Ein Altenpfleger holt einen dementen Bewohner eines konfessionellen Altenpflegeheims zum Frühstück ab. »Guten Morgen, Herr D., haben Sie gut geschlafen.«

Bewohner: »Ja, ja, es geht so. Ist es schon Mittag?«

Pfleger: »Es ist morgens um halb neun. Sie sind heute gar nicht in den Speiseraum gekommen, deshalb möchte ich Sie gerne zum Frühstück abholen.«

Bewohner *schaut sich ängstlich um:* »Ach so.« *Er schweigt einen Moment.* »Wo ist meine Frau? Die hilft mir immer beim Anziehen.«

Pfleger *macht sich klar, dass der Bewohner verunsichert ist, korrigiert nicht, dass die Frau längst verstorben ist, sondern versteht das geäußerte Bedürfnis:* »Heute Morgen helfe ich Ihnen bei allem.«

Bewohner, *misstrauisch:* »Und wer sind Sie?«

Pfleger: »Ich bin Pfleger Martin. Vielleicht haben Sie das vergessen, aber früher haben Sie mir oft erzählt, wie Ihre Frau Ihnen geholfen hat. Sie war Ihnen sehr wichtig.«

Bewohner *lässt sich beim Anziehen helfen, während das Gespräch weitergeht:* »Ja, meine Frau, die Gute. Warum ist sie nicht hier? Wo ist sie jetzt?«

Pfleger: »Sie ist im Himmel.«

Bewohner: »Ja, ja, stimmt, sie ist im Himmel.« *Er fängt an zu weinen.* »Was mache ich nur ohne sie?«

Pfleger: »Ich helfe Ihnen heute beim Anziehen, sodass Sie gleich zum Frühstück gehen können. Ich habe Sie schon vermisst.«

Bewohner *lächelt:* »Das ist schön. Und wer sind Sie?«

Die mentalisierende Erkenntnis davon, dass ein inhaltliches Korrigieren ab einem fortgeschrittenen Demenzstadium fruchtlos ist, entlastet. Schon der Verzicht auf den Anspruch, in einen logischen und geordneten Dialog zu kommen, kann den Weg bereiten zu einem mehr assoziativen, emotionalen Austausch. In diesem kann sich auch die demente Person verstanden fühlen.

Mentalisieren in Gruppen

Die Arbeit in Gruppen ist in psychiatrischen Zusammenhängen allgegenwärtig (Bolm 2005), sei es als Gruppenpsychotherapie, als Morgenrunde, als Stationsgruppe, um den Stationsalltag zu besprechen, oder als offener Treff eines Sozialpsychiatrischen Dienstes. Mentalisieren in Gruppen betrifft nicht zuletzt das Zusammenleben der Patienten mit ihren Angehörigen oder das außertherapeutische Miteinander auf einer Station. Letztlich geht es auch in therapeutischen und pflegerischen Teambesprechungen ums Mentalisieren in Gruppen. > Mentalisierung in Teams, Seiten 146 f.

Die Erfahrungen mit dem Mentalisierungskonzept, die aus der Gruppenpsychotherapie kommen (Bolm 2007 b, 2008, 2009 b, 2014 a, 2014 b, 2015; Karterud & Bateman 2012; Schultz-Venrath & Felsberger 2016), zeigen, dass für viele Menschen Gruppen ideale Orte zum Mentalisieren sind. Die Gruppe wird zur dosierten und geschützten Auseinandersetzung mit Lebensfragen, bei der die Eigenheiten der einzelnen Teilnehmer und Teilnehmerinnen voll zur Geltung kommen. Gemeint ist damit, dass im Übungsfeld der Gruppe spontan Emotionen, Kognitionen und Rollenübernahmen entstehen, deren Mentalisierung auch im realen Leben ansteht. Es geht also vor allem um die Herstellung eines lebendigen, herausfordernden, aber nicht überfordernden Austausches untereinander. Dieser Austausch kann explizit reflektierend sein, wie in einer psychodynamischen oder interaktionsbezogenen Psychotherapiegruppe, oder die Gruppe kann implizit Erfahrungen über die Wichtigkeit des Mentalisierens vermitteln.

In mentalisierungsbasiert geleiteten Psychotherapiegruppen wird die Gruppe als Ganzes nur in Ausnahmefällen angesprochen, um keine regressive Entdifferenzierung zu fördern. Allerdings wird nicht nur auf einzelne Teilnehmende geachtet, sondern auch auf die Gesamtsituation, denn die emotionale Beteiligung und die Anspannungslevel dürfen nicht zu hoch und nicht zu niedrig sein, sowohl in der Gesamtgruppe als auch bei den einzelnen Teilnehmern.

Die Gruppenleitung begnügt sich jedoch nicht mit der rahmensichernden, beobachtenden und kommentierenden Rolle, wenn nötig übernimmt sie die Modulation und Moderation, um den mentalisierenden Prozess in Gang zu halten. So werden zur Förderung des Mentalisierens lähmende oder respektlose Gruppenstimmungen, aber auch Gespräche über intrusiv wirkende und emotional überfordernde Traumadetails, detaillierte Suizidgedanken oder enthusiastische Rauscherlebnisse schon bei der vorausgeschickten Aufklärung über mentalisierungsförderliche Gruppen problematisiert bzw. während einer laufenden Gruppe schnell, aber taktvoll unterbunden und später, wie jede andere ernste Symptomatik, zur Diskussion gestellt.

Gruppenangebote sollten möglichst so gestaltet sein, dass Mentalisierungsblockaden nicht zu lange bremsend wirken, sondern dass innerhalb einer für die Mentalisierungsfähigkeit der Teilnehmenden überschaubaren Zeit und Komplexität eine positive, korrigierende Erfahrung ermöglicht wird.

Entsprechend hängt die gruppenleitende Aktivität sehr von der Atmosphäre innerhalb der Gruppe, von ihrer Zusammensetzung und von der momentanen Verfassung der Teilnehmenden ab. Mit schwer strukturell beeinträchtigten Personen oder in Gruppen, in denen eine intensive Reflexion interaktioneller und innerpsychischer Probleme nicht möglich ist, zum Beispiel einem offenen Treff für sehr beeinträchtigte, chronisch psychotische Menschen, kann eine Reaktion unmittelbar erforderlich sein. Dagegen kann mit etwas mentalisierungsstärkeren Patienten einer ambulanten Psychotherapiegruppe in einer psychiatrisch-psychotherapeutischen Praxis je nach den oben genannten Kriterien eine Reaktionszeit von wenigen Minuten bis hin zu einem gelassenen Abwarten von einigen Gruppensitzungen indiziert sein.

Das folgende Beispiel soll zeigen, wie die Einschätzung der Mentalisierungsfähigkeit der Gruppenteilnehmer und der Eignung des Rahmens das Eingreifen der Gruppenleitung bestimmt.

BEISPIEL

Während des wöchentlichen Treffens eines kunsttherapeutisch geleiteten offenen Ateliers kommt es zwischen zwei Teilnehmerinnen zum Streit.

Teilnehmerin 1: »Kannst du mir bitte helfen? Welche Farbe soll ich für das Haus nehmen?«

Teilnehmerin 2, *etwas gereizt:* »Du hast mich die letzten Wochen dauernd gefragt. Ich habe dir so oft geholfen, jetzt will ich mich endlich mal auf mein Bild konzentrieren.«

Teilnehmerin 1, *in bittendem Tonfall:* »Aber ich komme nicht weiter!«

Teilnehmerin 2, *lauter:* »Jetzt lass mich endlich in Ruhe!«

Teilnehmerin 1: »Warum bist du so böse zu mir?«

Teilnehmerin 2, *wütend:* »Ich bin nicht böse!«

Kunsttherapeutin *setzt sich zwischen die beiden. Sie weiß, dass (die traumatisierte) Teilnehmerin 1 immer viel zu lange wartet, bis sie sich abgrenzt, und dass (die bipolare) Teilnehmerin 2 sich momentan nur sehr schwer in die Lage anderer Menschen hineinversetzen kann:* »Was ist denn hier los?«

Teilnehmerin 1: »Ich weiß nicht weiter, und die dumme Kuh will mir nicht helfen!«

Kunsttherapeutin: »Bei allem Respekt, solche Ausdrücke möchte ich hier nicht hören. Entschuldigen Sie sich bitte. Und danach schauen wir mal zusammen, ob Sie es heute doch einmal allein probieren möchten oder von jemand anderem einen Tipp bekommen können.«

In diesem Beispiel wird deutlich, dass Mentalisieren nicht nur in Form von reflektierenden Gesprächen stattfindet. Die Entscheidung der Kunsttherapeutin zum aktiven und grenzensetzenden Eingreifen ist gegründet auf der Einschätzung der Konfliktfähigkeit und Toleranzgrenze beider Teilnehmerinnen. Beide verhalten sich so, dass bei der jeweils anderen die Eskalationsspirale weiter angeheizt wird. Das führt bei der einen zu explosiven Äußerungen und bei der anderen zur Implosion. Dazu kommt, dass die Kunsttherapeutin im Rahmen eines offenen Ateliers auch kein Mandat zu einem explizit konfliktbearbeitenden Vorgehen hat. Stattdessen geht es um ein verträgliches miteinander Tun. Also bleibt ihr nur die Möglichkeit, aktiv befriedend und ordnend den Rahmen zu sichern.

Je mehr eine Gruppe auf nonverbales Handeln ausgerichtet ist, desto mehr findet Mentalisieren im Hintergrund statt, in den Köpfen von Gruppenteilnehmern und -leitung. Wenn die Gruppe Teil eines multimodalen Psychotherapieangebots ist, kann die verbale Reflexion über das Erlebte in Nachbesprechungen oder verbal ausgerichteten Therapiebausteinen erfolgen. Ohne diese Möglichkeiten eines Spezialsettings sollte die Gruppendynamik sehr übersichtlich und positiv getönt gehalten bleiben.

Notfallsituationen

Notfallsituationen stellen immer eine Herausforderung für die Mentalisierungsfähigkeit aller beteiligten Personen dar. So können intensive Gefühle die Unterscheidung zwischen mentaler Innenwelt und faktischer Außenwelt blockieren (Äquivalenzmodus). Angst kann zur Verleugnung von Gefahr, zu abgespaltenen Gefühlen und zu Dissoziationen führen (Als-ob-Modus). Es kann zum Erleben stärkster Angewiesenheit auf konkrete Aktionen anderer kommen (teleologischer Modus). Mentalisieren im reflektierenden Modus bedeutet dagegen, die Situation, die beteiligten Personen und deren Handlungsoptionen gut einschätzen und zu einem situationsangemessenen Umgang mit der Krise kommen zu können.

Drohender Therapieabbruch

Gedanken an einen Therapieabbruch können einen Notfall darstellen, wenn sich der Patient dadurch selbst massiv schädigt bzw. für andere zur Gefahr wird. Doch in allen anderen Fällen gibt es oft eine deutliche Entspannung, wenn es Behandelnden gelingt, nicht in einen Machtkampf um die Weiterführung der Behandlung zu geraten, sondern in einen mentalisierenden Prozess einzusteigen.

In dem für das Mentalisieren kennzeichnenden offenen Dialog kann Überraschendes zutage kommen: Bei manchen Patienten und Patientinnen können Abbruchgedanken Ausdruck einer endlich geäußerten Selbstfürsorge sein. Sie beginnen nun, Missstände beim Namen zu nennen. Oder es kann für den Patienten einfach so weit sein, dass seine eigenen Ziele erreicht sind, selbst wenn Behandler darüber hinausgehende Vorstellungen haben. Abbruchgedanken können aber auch als Gelegenheit verstanden werden, die eigene psychiatrische Arbeit (selbst-)kritisch zu hinterfragen und zu nutzen, um Verbesserungen anzugehen.

Wichtige therapiesichernde Momente für den gesamten weiteren Behandlungsverlauf entstehen nicht selten dann, wenn die Bereitschaft vorhanden ist, sich von Behandlerseite ernsthaft mit der Therapiekritik auseinanderzusetzen, anderslautende Sichtweisen empathisch zu validieren und dennoch, falls es indiziert ist, entschieden für die Fortsetzung zu plädieren. Und schließlich gibt es Kritik in einer Form, die mehr über die Persönlichkeit des Kritisierenden aussagt, als dass sie inhaltliche Aspekte transportiert.

Um die angesprochenen Ebenen unterscheiden zu können, sollten Behandler so gut mit Kritik umgehen und ihre eigene Empfindlichkeit einschätzen können, dass sie weiter in einem mentalisierenden Prozess bleiben können. Denn zu einer für die Mentalisierungsfähigkeit förderlichen Gelassenheit gehört es, sich einzugestehen, dass Kritik und Abbruchgedanken vorkommen, darauf vorbereitet zu sein und sie nicht per se als persönliche Kränkung anzusehen.

Notfallsituationen sind dadurch gekennzeichnet, dass mindestens ein Teil der Beteiligten unter großer Anspannung steht und nur eingeschränkt mentalisieren kann. Daher ist es neben kompetenten inhaltlichen Notfallmaßnahmen notwendig, die Anspannung zu reduzieren. Schon das ruhige, aber entschiedene Auftreten einer professionellen Hilfeperson hat einen maßgeblichen Einfluss auf den Erfolg einer psychiatrischen Krisenintervention, indem nämlich die Art der Präsenz zur weiteren Eskalation und Mentalisierungsblockade oder zum Abklingen der Anspannung und zur Mentalisierungsförderung beitragen kann.

BEISPIEL

In den 1980er-Jahren gehörten die systematischen Schulungen zur Deeskalation noch nicht zur Fort- und Weiterbildung psychiatrischer Teams. Damals befanden sich auf den geschlossenen psychiatrischen Stationen noch manche männliche Pflegekräfte, die mehr dem Klischee des »Wärters« entsprachen als dem des »Gesundheitspflegers«: kräftiger Körperbau, enorm erfahren und ohne Zögern bereit, bei Bedarf und im Notfall ihre Kraft und Masse auch körperlich einzusetzen, und zwar – trotz etlicher notwendiger Kritik an diesem Rollenverständnis – hocheffektiv. In den Diensten dieser Pfleger kam es zu vergleichsweise wenig Eskalationen und Zwangsmaßnahmen, weil Patienten und diensthabende Ärztinnen und Ärzte ein klares Bild davon bekamen, womit sie zu rechnen hatten.

Wenn dies nicht in Willkür und Machtmissbrauch mündete, konnten sie mit ihrer Stärke und Ruhe oftmals genau den richtigen Tonfall finden, mit dem sie sich auf Patienten einstellten und sie ansprachen. Sie hatten es innerlich nicht nötig, mit Patienten in einen Machtkampf zu gehen. Das machte sie so gelassen und half den weniger erfahrenen diensthabenden Kolleginnen und Kollegen. Im Gespräch mit den Patienten zeigte sich kein Klima der Angst vor diesen Pflegern, sondern ein Bewusstsein für deren rahmensichernde Kraft.

Auch wenn sich heutzutage die Gesamthaltung Patienten gegenüber völlig verändert hat und es andere Möglichkeiten des Umgangs mit Eskalationen gibt, so verdeutlicht das doch, wie eine entschieden gezeigte, aber unaufdringliche Kompetenz dabei helfen kann, dass alle Beteiligten zusammen ruhig nachdenken und handeln können.

Suizidalität

Suizidalität stellt zusammen mit Fremdgefährdung die maximale Herausforderung im psychiatrischen Berufsfeld dar. Bei drohender Selbsttötung oder Fremdaggression haben Interventionen zur Sicherung des Überlebens und zur Beseitigung der Gefahr Vorrang vor allen anderen Behandlungszielen. Dennoch ist es wichtig, mentalisierend die Spielräume im Umgang mit einer suizidalen Krise auszuloten.

BEISPIEL

Eine in einem Allgemeinkrankenhaus mit psychiatrischer Abteilung gut bekannte Patientin mit Borderline-Persönlichkeitsstörung, die wegen ihrer immer wieder auftretenden suizidalen Krisen mehrere monatelange Stationsaufenthalte auf einer sozialpsychiatrischen Station hinter sich hat, kommt freitags zum Nachtdienst in die Notaufnahme. Sie verwickelt die diensthabende Ärztin in eine quälend lange Diskussion, mit dem Effekt, dass die Ärztin völlig verunsichert über die Absichten der Patientin eine Zwangsunterbringung einleitet.

Der am nächsten Morgen regelhaft hinzugezogene Oberarzt kennt die Patientin seit Jahren aus der Ambulanz und – aus der Außensicht – auch die Dynamik, die wegen ihrer schnell wechselnden emotionalen Signale immer wieder zu Verlängerungen der stationären Voraufenthalte geführt hatte.

Patientin: »Ach, Sie haben heute ›Hintergrund‹?«

Oberarzt: »Ja, habe ich. Guten Morgen erst einmal. Ich habe schon gehört, dass Sie wieder hier sind. Ging es Ihnen denn gestern nicht gut?«

Patientin: »Was fragen Sie so?! Sonst wäre ich wohl nicht hier!«

Oberarzt: »Stimmt, eigentlich eine überflüssige Frage. Sorry, ich wollte nur nett sein. Und wie ist es heute Morgen?«

Patientin: »Der Druck ist immer noch da.« *Empört:* »Aber ich finde es echt unmöglich, mich hier einzusperren. Ich will nur noch raus, nach Hause, jetzt sofort!« *Sie schweigt.*

Oberarzt *signalisiert, dass der Autonomiewunsch angekommen ist:* »Gut zu wissen. Das klingt voller Energie.«

Patientin, *mit blitzenden Augen:* »Stimmt genau!«

Oberarzt: »Was ich nicht einschätzen kann, ist, ob Ihre Energie in Richtung Weiterleben und Gesundung führt. Können Sie mir mehr erzählen?«

Patientin *sieht plötzlich betrübt aus:* »Ja. Ich denke immer noch an die

Schienen. Und bei der Dienstärztin konnte ich auch nicht genau sagen, ob ich es nicht in der Zukunft doch noch versuche.«

Oberarzt: »Sie meinen, sich irgendwann umzubringen?« *Patientin nickt. Er versucht in der Folge, ihre momentane Mentalisierungsfähigkeit einzuschätzen.* »Da kann ich die Entscheidung meiner Kollegin verstehen, Sie gegen Ihren Willen hierzubehalten, bis ich Sie heute sehe.«

Patientin: »Sie ist die Expertin, sie muss es wissen, sie trägt die Verantwortung. Wäre blöd für sie, wenn ich mir dann doch etwas antue!«

Oberarzt: »Sicher, und das geht mir jetzt genauso.« *Die Patientin lächelt mit einem etwas triumphierenden Gesichtsausdruck, kurze Pause, der Oberarzt geht nicht auf die vermutlich nicht bewusste aggressive Ebene des Lächelns ein, sondern bezieht sich im antwortenden Modus auf das Gesagte.* »Ich will Ihnen mal sagen, wie es mir mit Ihnen geht, wenn ich Ihnen zuhöre. Mal denke ich, ich möchte Sie so gerne unterstützen in Ihrem starken Lebenswillen, wenn Sie es ohne Zwangsunterbringung schaffen und hier nur rauswollen. Dann wieder bekomme ich Angst um Sie, weil Sie von Ihren Suizidgedanken ganz gefangen genommen sind. Dann möchte ich Sie am liebsten etwas länger hierbehalten.« *Er schweigt einen Moment.* »Ich würde mich wohler fühlen mit der jetzt anstehenden Entscheidung über die Unterbringung, wenn wir darüber zusammen nachdenken könnten. Aber Sie sind so aufgebracht, das geht gerade nicht, da haben Sie recht, ich trage jetzt die Verantwortung.«

Patientin: »Und was wollen Sie jetzt mit mir machen?«

Oberarzt *probiert eine Challenge-Intervention, weil er die Patientin schon lange kennt und sie aus ihrem Ambivalenz agierenden Verhalten herausbringen möchte:* »Sie müssen erst einmal bis morgen hierbleiben. Aber morgen teilen Sie mir mit, wie lange wir Sie hier noch zwangsunterbringen müssen.«

Patientin *schaut völlig verblüfft, in entrüstetem Tonfall:* »Was haben Sie da gesagt?«

Oberarzt: »Ganz recht, ich mute Ihnen zu, dass Sie es selbst einschätzen und mir morgen sagen, wie lange wir dem Gericht empfehlen, Sie hier zwangsunterzubringen.«

Patientin, *mit langsam sich entspannendem Gesicht:* »Da müssen Sie gar nicht bis morgen warten. Ich denke, dass ich zwei Tage nötig habe, dann kann ich nach Hause.«

Oberarzt: »Aber dann könnten Sie ja auch freiwillig bis übermorgen bleiben.«

Patientin, *verschmitzt:* »Stimmt eigentlich.« *Sie schweigt und kann jetzt sehr gut mentalisieren.* »Aber Sie wissen ja, wie schnell das bei mir wechselt. Lassen Sie es mal so bis übermorgen.«

Oberarzt: »Na, dann bin ich mal gespannt, was Sie mir nach der Entlassung darüber erzählen werden, was ab jetzt alles in Ihnen vorgeht. Wollen Sie gleich am Pflegestützpunkt einen Ambulanztermin abmachen?«

Patientin: »Klar, mache ich, bis dann!«

Eine für die Mentalisierungsbasierte Therapie typische Vorgehensweise ist – vorausgesetzt, dass die Patientin dazu in der Lage ist –, nicht für sie nachzudenken, sondern mit ihr darüber, was gut für sie ist. Es werden keine Lösungsvorschläge empfohlen, sondern das Dilemma wird mit ihr geteilt, sodass die Patientin zum eigenen Nachdenken angeregt wird.

Die im Beispiel von mir vor mehr als zwanzig Jahren ungefähr so erlebte Episode wurde mit der Patientin ambulant nachbearbeitet und nahm einen erfreulichen Verlauf. Nach der insgesamt dreitägigen Krisenaufnahme war es mit regelmäßiger ambulanter Unterstützung möglich, dass diese Patientin zunehmend von sich aus die Verantwortung dafür übernahm, wann sie wie lange freiwillig auf die Station aufgenommen wurde, in der Regel nur noch für ein oder zwei Nächte. Mehrwöchige oder gar mehrmonatige stationäre Aufenthalte waren danach nicht mehr nötig.

Dieser positive Verlauf war aber nur möglich geworden dadurch, dass sich Patientin und Oberarzt vor der geschilderten Ausnahmesituation schon so gut kannten und auch weiterhin eng zusammenarbeiteten. In nicht vertrauten Konstellationen sind dagegen Challenge-Interventionen meist sehr riskant und nicht empfehlenswert. > Challenge-Interventionen, Seiten 89, 99

Krisengespräche sollen vordringlich zur Entspannung der Lage und zum Stopp weiterer Eskalation beitragen. Danach ist wieder mehr Mentalisierung möglich, auch im Sinne des konstruktiven Austragens von Konflikten. Eine gute Basis für zu erwartende Krisen und Notfälle kann durch gemeinsam vorbereitete Notfallinterventionen gelegt werden. Sie helfen, auch in der Krise ein antisuizidales Bündnis aufrechtzuerhalten, indem sie den lebenszugewandten Absichten (dem Mentalen hinter den Handlungen) und der Verbundenheit des Patienten mit den Behandelnden (Bindung) Raum geben.

Die konkreten Maßnahmen können sehr individuell festgelegt werden. Beispielsweise mag ein Antisuizidvertrag für manche Gefährdete hilfreich sein. Jedoch ist eine solche Abmachung in Zuständen stark eingeschränkter Mentalisierungsfähigkeit nur so tragfähig, wie sie auch erinnert wird und emotional noch von Belang ist. Deshalb wird in der MBT viel Wert auf die Überprüfung gelegt, ob zum Zeitpunkt einer Absprache eine Überlebens- und Gesundungsabsicht vorhanden ist, statt zu sehr auf einen Antisuizidpakt zu setzen.

Es ist individuell sehr verschieden, was bei der Wiederherstellung der Mentalisierungsfähigkeit hilft und ob für krisenanfällige Personen zum Beispiel das Etablieren eines »Notfallkoffers« sinnvoll ist, also eines Sets von Maßnahmen, Gegenständen oder Kontaktadressen, die im Notfall eine gezielte Hilfe bedeuten können. Der Kreativität im Finden von Wegen, die es erleichtern, in einen selbstfürsorglichen, nicht mehr eigengefährdenden Zustand zurückzufinden, sind keine Grenzen gesetzt. Das Ergebnis muss nicht immer ein reflektierender Modus im Sinne des Mentalisierungsmodells sein, man denke nur an gezielte Dissoziationsübungen oder an bestimmte Sportarten, die starke Aufmerksamkeitsfokussierung erfordern und damit einen posttraumatisch entstandenen Flashback (Äquivalenzmodus) oder einen sich aufdrängenden Selbsttötungswunsch beenden können.

Selbstverletzungen

Selbstverletzungen, Suizidversuche und fremdaggressive Impulse sollten nicht dazu verführen, die Behandlung als zwecklos anzusehen und sie zu beenden, denn sie werden oft in einem nicht explizit mentalisierenden Zustand ausgeführt. Wichtig ist aber, die vorhandene Absicht, also das gefährdende Verhalten, zu ändern, denn darauf baut die Nachexploration der ursprünglichen Intention und des Prozesses auf, später dann auch das Lernen für die nächste Krise. Die Methodik des »Stop, stand, and rewind« nutzt bei der Nachexploration die Vorstellung eines Videos der untersuchten Handlung. Das Video kann in Ruhe und in kleinen Abschnitten angesehen und auf die vielschichtigen Ebenen hinter den Aktionen untersucht werden, kann bei Bedarf aber auch vor- und zurückgespult werden.

Mentalisieren fokussiert darauf, neben dem Blick auf die (drohende) Gefahr in Gestalt konkreter selbstschädigender Handlungen auch die innere, motivationale Welt der Beteiligten anzuschauen. Bei beeinträchtigter Mentalisierungsfähigkeit sollten sich Gespräche auf bewusste und damit selbst in einem hochangespannten Zustand leicht zugängliche Inhalte beschränken.

BEISPIEL

Patientin *schaut ängstlich:* »Ich muss Ihnen etwas zeigen.«

Bezugspflegerin, *überrascht:* »Sie bluten ja!«

Patientin: »Ja, es kam einfach so über mich. Ich stand völlig neben mir. Dann habe ich die alte Schnittwunde wieder aufgekratzt! Ich weiß nicht, was mit mir los war.«

Bezugspflegerin: »Das klingt richtig schlimm. Und wie geht's Ihnen jetzt?«

Patientin: »Jetzt ist der Druck irgendwie weg, mir geht es viel besser.«

Bezugspflegerin: »Dann lassen Sie mich mal sehen. Na, zum Glück muss es nicht genäht werden. Ich mache Ihnen die Wunde sauber und verbinde sie, und dann können wir reden.«

Die Wunde wird versorgt, die Patientin bleibt ruhig und aufmerksam und hilft mit. Dabei vergewissert sich die Bezugspflegerin, dass die Patientin weiterhin zumindest über Gegenwartsthemen mentalisieren kann. Sie bleibt aber vorsichtig am Prüfen, wie weit der Spielraum hierfür reicht.

Bezugspflegerin: »So, jetzt erzählen Sie mal, was los war.«

Patientin, *ratlos:* »Ich weiß es nicht mehr so genau, ich erinnere mich nicht richtig.«

Bezugspflegerin: »Wann ging es Ihnen denn noch gut?«

Patientin: »Vorhin beim Mittagessen habe ich mich noch mit Sabine ganz gut unterhalten.«

Bezugspflegerin: »Über was?«

Patientin: »Es ging um unsere Kinder, wir haben uns auch Fotos gezeigt. Meine Tochter sieht darauf so fröhlich aus.«

Bezugspflegerin: »Das klingt nach einem ganz schönen Gespräch.«

Patientin: »Zuerst ja, aber dann habe ich irgendwie einen ganz unangenehmen Druck gespürt. Ich habe Sabine einfach so im Aufenthaltsraum sitzen lassen und bin auf mein Zimmer gegangen. Ich schäme mich so dafür. Aber meine Gedanken waren nur noch bei der Wunde, ich konnte an nichts anderes mehr denken.«

Bezugspflegerin: »Sie haben nicht daran gedacht, zu mir zu kommen?« *Die Patientin schüttelt den Kopf.* »Bevor wir weitergehen, möchte ich noch besser verstehen, wie es dazu kam. Können wir noch mal zurückgehen zu dem netten Gespräch mit Sabine und dann Schritt für Schritt untersuchen, wie sich Ihr Zustand veränderte?« *Patientin nickt.* »Was ist Ihnen denn durch den Kopf gegangen beim Fotos anschauen?«

Patientin: »Ich war so stolz, dass ich eine so hübsche Tochter habe, der man ansieht, wie gut es ihr geht. Sabines Tochter, die ist jetzt zwölf Jahre alt ist, die hat auf den Fotos nicht so fröhlich geschaut.«

Bezugspflegerin: »Hat das etwas mit Ihnen gemacht?«

Patientin: »Erst habe ich noch Sabine zugehört, wie sie von den Problemen mit ihrer Tochter erzählt hat. Aber dann kamen mir lauter alte Erinnerungen hoch, wie es mir mit zwölf ging, meine schreiende Tante, die Schläge, der Keller. Und dann weiß ich nur noch, dass ich schnell weggegangen bin, bevor Sabine merkte, dass ich ihr nicht mehr richtig zuhöre.«

Bezugspflegerin *vertieft nicht die biografischen Inhalte, von denen sie gerade gehört hat, wie emotional überfordernd sie waren, sondern unterstützt die Patientin bei ihrem Blick auf die unmittelbare Gegenwart:* »Wie würden Sie denn Ihren innerlichen Zustand beschreiben, als Sie auf Ihr Zimmer gingen?«

Patientin: »Ich war mächtig angespannt und auch verzweifelt, weil ich diese alten Bilder nicht loswerde. Dann habe ich aber gar nichts mehr gefühlt, das war genauso schrecklich und hörte erst auf, als ich den Schmerz der Wunde spürte und das Blut floss.«

Bezugspflegerin: »Und dann?«

Patientin: »Dann konnte ich wieder klar denken. Ich habe mich zwar geschämt, dass ich mich wieder verletzt habe, aber ich konnte trotzdem zu Ihnen kommen.«

Bezugspflegerin: »Das freut mich, dass Sie sich getraut haben. Und Sie haben mir viel mehr erzählt, als Sie vorhin zuerst dachten. Hilft Ihnen das weiter?«

Patientin: »Ja, denn Sie haben nicht bei den alten Geschichten von früher nachgefragt, das hätte ich nicht ausgehalten. Trotzdem habe ich mehr begriffen, auf was ich aufpassen muss.«

Bezugspflegerin: »Wie meinen Sie das?«

Patientin: »Wenn ich anfange, mich in meine Erinnerungen einzugraben, brauche ich jemanden zum Reden. Bei Sabine hätte ich mich nicht getraut, ich hätte gleich zu Ihnen kommen sollen.«

Bezugspflegerin: »Nächstes Mal?«

Patientin: »Ich versuch's.«

Diese Episode, in der es um die Exploration der Selbstverletzung einer traumatisierten Patientin in stationärer Behandlung geht, lässt sich auch übertragen auf das mentalisierende Erforschen suizidaler bzw. anderer selbstschädigender Impulse oder Handlungen.

Gewaltandrohungen

Bei psychischer oder physischer Gewalt oder bei Gewaltandrohungen geht es zunächst um den unbedingten Schutz des (möglichen) Opfers und des Therapierahmens. Wenn durch die Situation die Verängstigung und der Hass, sei es auf Opfer-, sei es auf Täterseite, so zunehmen, dass kein differenziertes Mentalisieren und Handeln mehr möglich ist, dann geht es darum, zunächst die Situation zu verbessern und sich therapeutisch auf stabilisierende Maßnahmen zu beschränken.

Wer mit Menschen therapeutisch arbeitet, für die Gewalt auszuüben oder anzudrohen zur Tagesordnung gehört, sollte aber nicht nur auf die realisierten oder angedrohten Handlungen schauen, sondern auch auf die Innenwelt der Täterseite. Anders kommt die Therapie dem Ziel nicht näher, blindes Handeln durch vorausschauendes Denken und möglicherweise sogar durch Empathie zu ersetzen.

BEISPIEL

Ein neuer Patient kommt auf eine forensische Station und erklärt dem Sozialarbeiter, warum er aus seiner Sicht dort ist. Im Wissen, dass beide viel Zeit miteinander verbringen werden, tastet sich der Sozialarbeiter langsam vor. Das hat noch keinen Anspruch auf Mentalisierungsförderung, es handelt sich mehr um das Herausfinden der Mentalisierungspotenziale des Patienten.

Patient: »Wissen Sie, meine Ex hat mich behandelt wie Dreck. Sie hat es nicht anders verdient! Da hab ich sie kaltgemacht.«

Sozialarbeiter: »Was ist genau passiert?«

Patient *redet sich zunehmend in Rage:* »Wir gehen zusammen in die Disco, alles ist easy bis dahin. Kaum sind wir drin, da macht sie den anderen Typen schöne Augen. Ich bin megafrustriert und verzieh mich an die Bar. Ich muss die ganze Zeit mitansehen, wie sie auf der Tanzfläche mit anderen rumflirtet. Dabei guckt sie auch noch dauernd zu mir rüber – damit ich's auch richtig merke!«

Sozialarbeiter *stellt die Frage nach einer möglichen anderen Erklärung zurück:* »Auch jetzt noch sind Sie beim Erzählen ganz aufgebracht. Das muss Sie sehr wütend gemacht haben.«

Patient: »Es war ja auch das Schlimmste, was ich je mit einer Frau erlebt habe. Da habe ich einen nach dem anderen runtergekippt, um mir Mut zu machen. So was lasse ich mir nicht bieten! Von niemandem! Ich bin dann raus und habe auf sie gewartet. Sie sollte bekommen, was sie verdient. Sie muss das wohl gesehen haben und ist dann mit ein paar von unseren Freunden gleich nachgekommen. Dann habe ich sie gepackt, obwohl die Freunde mich abhalten wollten. Haben sie aber nicht geschafft. Den Rest können Sie nachlesen.«

Sozialarbeiter: »Habe ich. Ihre Freundin ist tot, die Freunde und der Job sind weg und Sie sitzen hier bei mir in der geschlossenen Forensik. Haben Sie vorausgesehen, wie es endet?«

Patient: »Das war mir in dem Moment sch…egal. Das Einzige, was ich vorausgesehen habe, war, dass der Alkohol mir hilft zu handeln. Ihnen wäre es doch an meiner Stelle genauso gegangen!«

Sozialarbeiter macht sich klar, dass der Patient sich rechtfertigen will, mentalisiert, dass sein Gegenüber noch keine andere Perspektive einnehmen kann, aber dass dessen Anspannung steigt, wenn er sich klein und nicht gesehen fühlt. Er nimmt sich vor, das später noch anzusprechen, aber den Patienten sich jetzt nicht klein fühlen zu lassen. Erst einmal lenkt er die Aufmerksamkeit auf die Ebene von Gedanken und Gefühlen und zeigt, dass er weiß, wie es ist, sich schwach zu fühlen.

Sozialarbeiter: »Mir wäre es ähnlich und doch anders gegangen. Mit dem Gefühl, abserviert zu sein, hätte auch ich etwas Mut gebraucht, die Sache anzugehen. Aber anders als Sie hätte ich gedacht, dass die Freundin vielleicht zu mir schaut, weil sie will, dass ich dazukomme. Dann wäre ich zu ihr hin, um zu sehen, wie die Lage ist. Aber in Ihnen ging wohl ein ganz anderer Film ab.«

Patient: »Ja, ich habe nur noch rotgesehen. Es war doch klar, dass sie mich vor allen vorführen wollte.«

Sozialarbeiter *prüft, ob die Kränkung noch alles dominiert und ein mentalisierender Perspektivwechsel oder eine emotionale Differenzierung derzeit überhaupt möglich sind:* »Wie kommen Sie darauf? Hat sie Sie in der Zeit davor immer ›fertiggemacht‹?«

Patient: »Nein, überhaupt nicht. Sie war die beste Freundin, die ich mir vorstellen kann. Bis zu diesem verdammten Discobesuch.«

Sozialarbeiter: »Hm, dafür, dass sie so 'ne tolle Freundin war, spricht ja auch, dass sie Ihnen gleich nachkam, als sie merkte, dass Sie nach draußen gingen. Vielleicht hat sie gemerkt, dass es Ihnen nicht gut ging.«

Patient: »Das kann ich mir nicht vorstellen.«

Sozialarbeiter: »Trotzdem, wenn ich Ihnen zuhöre, muss sie jemand ganz Besonderes gewesen sein. Bei so einer tollen Frau könnte ich verstehen, wenn Sie eifersüchtig gewesen wären und Angst gehabt hätten, sie zu verlieren.«

Patient, *entrüstet:* »Ich hatte keine Angst! Ich war wütend darüber, was sie sich vor den ganzen Freunden erlaubt.«

Sozialarbeiter: »Das war das Wichtigste, nicht vorgeführt zu werden?«

Patient: »Ja, wenn sie so etwas tut, dann habe ich sie doch schon längst verloren!« *Er unterdrückt seine Rührung.*

Sozialarbeiter: »Verstehe ich das richtig? Dann haben Sie an dem Abend auf einen Schlag Ihr ganzes gutes Gefühl für sie verloren? Das ist heftig.«

Patient: »Sie hat mir das alles weggenommen!«

Sozialarbeiter: »Und das wollten Sie ihr heimzahlen?«

Patient: »Ja, jetzt kapieren Sie es. Aber dass sie stirbt, das habe ich mir erst hinterher klargemacht.«

Sozialarbeiter: »Bereuen Sie, dass Sie sie erstochen haben?«

Patient: »Sie hat es nicht anders verdient!«

Sozialarbeiter: »Da bin ich, das wissen Sie ja schon, grundsätzlich anderer Meinung, so etwas hat kein Mensch verdient! Aber meinen Sie das auch noch, wenn ich recht habe damit, dass Ihre Freundin zu Ihnen rübergeschaut hat, weil sie Sie bei sich haben und mit Ihnen tanzen wollte, und Ihnen nachgegangen ist, weil sie sich Sorgen um Sie machte?«

Patient: »Kann ich mir nicht vorstellen.«

Sozialarbeiter: »Ich verstehe Sie zwar jetzt ein bisschen besser, dass Sie sehr wütend waren. Aber mir lässt es immer noch keine Ruhe, warum Sie über eine Frau, von der Sie bis dahin eine so gute Meinung hatten, nicht weiterhin etwas Gutes denken, sondern nur noch aus lauter Hass auf sie einstechen konnten. Na ja, reden wir nächste Woche weiter.«

Die vorhandene Emotionalität in Bezug auf Bindung und Wertschätzung ist der Hintergrund, warum der Sozialarbeiter dem Inhaftierten seine persönliche Präsenz zur Verfügung stellt. Hätte er mentalisiert, dass es sich um einen Menschen handelt, der an der emotionalen Qualität einer Beziehung kein Interesse zeigt, dann wäre es vermutlich mehr um die konkreten Folgen des Handelns gegangen. > Dissoziale Störungen, Seiten 74 f.

Anders als mit gefühlskalten psychopathischen Menschen mit dominanten dissozialen Persönlichkeitszügen kann es für Patienten, die Interesse an einer warmen, positiven Beziehung haben, wichtig sein, was das Gegenüber denkt und fühlt, und zwar nicht nur, um Profit daraus zu ziehen. Bei starken dissozialen Persönlichkeitsanteilen kann dagegen eine Therapiemotivation entstehen durch die Aussicht auf konkrete Vorteile, zum Beispiel auf mehr Freigang oder Fürsprache in strittigen Fragen.

Angehörigenarbeit

Mentalisieren ist nicht nur ein wichtiges Thema für Patientinnen und Patienten sowie Personen, die professionelle Hilfe anbieten. Die Menschen im Alltagsumfeld eines erkrankten Menschen können gleichfalls in äußerst schwierige, angespannte Situationen kommen, in denen das Mentalisieren hilfreich ist.

Oft sind es Unverständnis und Hilflosigkeit, die ein großes Engagement von Angehörigen in Ungeduld, Ärger und Rückzug umschlagen lassen, oder Schuldgefühle, die verhindern, dass Angehörige sich eigene Freiräume schaffen, um bei Kräften zu bleiben. Schuldgefühle können auch der Hintergrund sein für überzogene Anklagen gegen die professionelle Versorgung. Mentalisieren kann Pflegenden und Behandelnden dabei helfen, mit diesem Verhalten von Angehörigen therapeutisch sinnvoll umzugehen. Mentalisierungsbasierte Angehörigenarbeit fördert, dass Angehörige, Erkrankte und Behandelnde bzw. Pflegende sich selbst, ihre Aufträge und ihre Grenzen gegenseitig besser verstehen.

Das folgende Beispiel zeigt eine das Mentalisieren anregende Beratung einer inzwischen bereits sechzigjährigen Tochter bezüglich ihres Umgangs mit ihrer hochbetagten Mutter, die an einer Demenz erkrankt ist.

BEISPIEL

Tochter: »Ich weiß einfach nicht mehr weiter. Ich habe ihr hundertmal gesagt, sie soll ihre Haustür abends abschließen. Aber am nächsten Morgen steht wieder alles sperrangelweit offen, jeder kann in ihr Haus, und sie liegt noch im Bett. Dann fängt das ganze Drama wieder von vorne an und ich rede mir den Mund fusselig. Irgendwann muss sie es doch begreifen!«

Gerontopsychiaterin: »Wie ist das für Sie?«

Tochter: »Ich bin völlig am Ende. Ich habe eher das Gefühl, dass es schlechter statt besser wird.«

Gerontopsychiaterin: »Ja, das sehe ich auch so.«

Tochter: »Das macht mich so wütend, vor allem, weil ich nichts tun kann, was ihr hilft. Dann wünsche ich mir richtig, dass sie mal überfallen wird, damit sie endlich merkt, welches Risiko sie eingeht! Aber so darf man doch nicht über die eigene Mutter denken!«

Gerontopsychiaterin: »So wie jetzt bleibt alle Sorge an Ihnen hängen, und Sie können nur zuschauen und die Demenz nicht aufhalten.« *Validierend:* »Da kann ich gut verstehen, dass Sie wütend sind.«

Tochter, *erst erstaunt, dann nickend:* »Schon früher war sie viel zu stolz, um eine Kritik von mir anzunehmen. Das kommt jetzt alles wieder hoch.« *Verzweifelt:* »Ich glaube, sie merkt es einfach nicht. Aber jetzt muss ich es ihr doch sagen, sonst geht es früher oder später schief!«

Gerontopsychiaterin *fokussiert nicht auf das Handeln, sondern auf die Intention:* »Und das möchten Sie mit aller Kraft verhindern?« *Die Tochter nickt.* »Hoffen Sie insgeheim, dass Ihre Mutter das doch irgendwann einsieht?«

Tochter, *nach einer Pause traurig:* »Nein, realistisch gesehen, eigentlich nicht.«

Gerontopsychiaterin: »Dann müssten erst einmal wir uns überlegen, also ohne Ihre Mutter, welche Maßnahmen jetzt nötig sind, um dann zu sehen, ob sie mitmacht?«

Tochter: »Ich fürchte, das stimmt. Aber dann kann ich es ja auch sein lassen, auf sie einzureden, es hat sowieso keinen Zweck.«

Gerontopsychiaterin: »Ja, versuchen Sie's mal ohne Argumentieren. Vielleicht haben Sie es dadurch sogar etwas besser miteinander.«

Angehörige schwer erkrankter Patientinnen und Patienten kommen nicht selten in so hochgradigen Stress, dass auch sie ausgeprägte Mentalisierungsstörungen zeigen. Sie können beispielsweise in ein gefühlsabgespaltenes Funktionieren geraten (Als-ob-Modus) oder überflutet sein von Ohnmachtserleben oder von Wut auf die erkrankte Person, die deutlich weniger engagierten Verwandten oder auch die Ungerechtigkeit des Schicksals.

Grund für ein Ausmaß an Stress, das ein differenziertes Mentalisieren blockiert, kann die Quantität der Aufgaben sein, die im Zuge der Erkrankung zu bewältigen ist. Aber auch die Qualität kann entscheidend sein, etwa wenn es ständig um Angst, Hoffnungslosigkeit, Paranoia, Selbstverletzung, Hungern oder Suizidalität geht. Und Angehörige befinden sich oft in schwierigen bis überfordernden inneren Konflikten zwischen wohlmeinender Sorge um die Erkrankten und ihrer Selbstfürsorge sowie zwischen Verbundenheit und Abgrenzung. Besonders einengend für Neugier und kreative Spielräume ist die Konfrontation mit chronischen oder fortschreitenden Krankheitsverläufen ohne Hoffnung auf Genesung. > Suizidalität, Seiten 127 ff.

Hilfreich für Angehörige ist es, den Zustand und die Möglichkeiten der erkrankten Person sowie die eigenen Bedürfnisse mentalisierend in Bezug zueinander zu setzen: Was kann wer unter welchen Bedingungen überhaupt noch leisten? Dann werden die Erwartungen an den erkrankten Menschen und an sich selbst realistischer, und nach einem manchmal schwierigen Abschied von Idealvorstellungen kann Stress abgebaut werden. So kann die Verbesserung des Mentalisierens dazu beitragen, wieder zielführend über Problemlösungen nachdenken und sie realisieren zu können.

Mentalisieren als interkulturelle Notwendigkeit

Kulturelle und sozialräumliche Unterschiede können zu erheblichen Missverständnissen führen, wenn sie beim Mentalisieren nicht berücksichtigt werden. Wie viele im Gesundheitswesen tätige Personen können wirklich nachempfinden, was es heißt, seit 15 Jahren obdachlos zu sein oder anderthalb Jahre lang unter Lebensgefahr und hungernd aus einem Terrorstaat zu flüchten? Oder auch: Wer kennt die impliziten Regeln, die im »inner circle« der Welt der sehr, sehr reichen Familien oder der Vorstände von DAX-Unternehmen gelten? Was bedeutet es, in einer Diktatur aufgewachsen zu sein? Wie schwierig muss es für jemanden aus Zentralafrika oder Südostasien hier in Westeuropa sein, nicht nur sprachlich, sondern auch kultursensibel verstanden zu werden? Aber mehr noch, auch im deutschsprachigen Raum herrschen große kulturelle Unterschiede in den Wahrnehmungs- und Verhaltensweisen. Ein früherer Kollege von mir meinte einmal, dass ein Mensch, der in Kiel als Maniker gilt, in München oder Köln noch als völlig normal angesehen würde.

BEISPIEL

Stationsleitung, *zur türkischstämmigen Patientin:* »Guten Morgen, wie geht's Ihnen? Sie schauen mich heute so finster an. Was ist los?«

Patientin: »Das ist ja auch kein Wunder, nach dem, was Sie sich gestern Mittag geleistet haben!«

Stationsleitung: »Wieso, was habe ich denn Schlimmes getan?«

Patientin: »Sie verstehen es nicht, oder?«

Stationsleitung: »Nein, wirklich nicht. Ich erinnere mich nur, dass Sie furchtbar erschöpft waren und ich Sie etwas vor Ihrem Besuch abschirmen musste. Acht Leute in Ihrem Zimmer, das war zu viel.«

Patientin: »Sie haben sie einfach weggeschickt! Sie haben wohl keine Ahnung, was das heißt.«

Stationsleitung: »Ich merke nur, dass Sie echt sauer sind und ich wohl etwas gemacht haben muss, was in Ihren Augen ziemlich daneben war. Das tut mir leid, ich wollte Sie oder Ihren Besuch nicht in Schwierigkeiten bringen. Aber jetzt erklären Sie es mir doch bitte.«

Daraufhin erläutert die Patientin der Stationsleiterin dass es in der sehr konservativen, traditionellen Kultur ihrer Familie zum Respekt und zur Pflicht im Umgang mit Kranken gehört, dass die ganze Familie und die Freunde mit deren Familien am Krankenbett erscheinen. Alles andere würde als respektlos angesehen. Die Stationsleiterin bittet daraufhin die Patientin, dem Besuch ihre Bitte um Entschuldigung und die Erklärung für ihr Verhalten zu übermitteln, das gut gemeint war, aber ohne Kenntnis der kulturellen Eigenheiten. Und sie erfährt auf Nachfrage, was sie für die Zukunft noch anderes wissen sollte, nämlich dass mit der Präsentation von körperlichen Beschwerden ein Tabu eingehalten wird, psychische Erkrankungen nicht direkt zu thematisieren.

Kulturelle Eigenheiten spielen jedoch nicht nur beim Kennenlernen von Patientinnen und Patienten eine Rolle, sondern auch beim Zusammenarbeiten im multiprofessionellen Team. Dabei ist sowohl die unterschiedliche Herkunft der Mitarbeitenden als auch die berufliche Sozialisation von Bedeutung.

So hat es für viele Pflegekräfte und Körpermediziner eine große Bedeutung, Hilfebedürftigen konkrete Unterstützung anbieten zu können, während psychotherapeutisch ausgebildete Ärztinnen und Psychologen eher die Eigenverantwortung der Patienten betonen. Was für ein psychodynamisch geprägtes Teammitglied die Offenheit im Gespräch und die Beziehungsorientierung ist, entspricht dem hohen Stellenwert der Zielorientierung und des Commitments bei verhaltenstherapeutischem Hintergrund.

Eine durch die Arbeit in der Akutpsychiatrie geprägte Psychoanalytikerin oder ein pflegerischer Stationsleiter mit gleichem Hintergrund werden wesentlich gelassener, weniger mentalisierungsblockiert und zielführender auf suizidale Patienten reagieren können als formal gleich gut qualifizierte Kolleginnen und Kollegen mit einer ausschließlichen Erfahrung in einer psychosomatischen Rehabilitationsklinik oder Psychotherapiepraxis. Dagegen fällt der zuerst genannten Gruppe vermutlich das monate- bis jahrelange feinziselierte ambulante Arbeiten schwerer.

Diese verschiedenen Kulturen stoßen bei einem Settingwechsel aufeinander, zum Beispiel wenn vor Entlassung die telefonische Übergabe an die vorbehandelnde ambulante Therapeutin erfolgt. Oder bei Fragen der Zusammenarbeit und Priorisierung, wenn etwa die niedergelassene Ergotherapeutin den Ambulanzoberarzt besorgt anruft, weil sie den gemeinsamen Patienten als zu sediert und durch die Psychopharmaka in seiner Mitarbeit eingeschränkt erlebt. Währenddessen ist der Oberarzt froh, dass der Patient nicht mehr alle fünf bis zehn Minuten von zu Hause aus ängstlich die Notfallnummer im Stationszimmer anruft. Oder ein psychologischer Stationspsychotherapeut wundert sich, dass auf seine detaillierten Prozessbeschreibungen hin der nervenärztliche Gutachter des MDK, der vor allem auf die Symptomschwere und Alltagsbeeinträchtigung achtet, keine Verlängerung der Kostenübernahme empfiehlt.

Mentalisieren bedeutet in diesem Zusammenhang, sich der Verschiedenheit der Kulturen und Sprachen der Beteiligten bewusst zu werden und neugierig darauf zu sein, was dem anderen wichtig ist, ohne sich selbst dabei zu verleugnen. So kann eine gute Zusammenarbeit gelingen.

Von sich und der eigenen Kultur auf andere zu schließen greift oft genauso zu kurz, wie lediglich gängigen Vorurteilen über andere Erlebens- und Lebensweisen zu folgen. Mentalisieren benötigt den Respekt vor den Unterschieden, den Mut, sich andere Sichtweisen erklären zu lassen, und das neugierige voneinander Lernen.

Mentalisieren in psychiatrischen Institutionen und Teams

Die Mentalisierungsfähigkeit von Behandelnden wird nicht nur individuell beeinflusst, sondern auch davon, ob es in ihrem Arbeitsfeld Freiräume zum Mentalisieren gibt. Vermittelt die Arbeitsumgebung den Teams Neugier, Offenheit und Sicherheit, so erhöht sich die Kapazität zum Mentalisieren. Vermittelt sie dagegen offen oder hinter schön klingenden Absichtserklärungen verdeckt ein totalitäres, strafendes, abschottendes, gleichgültiges oder willkürliches Klima, so leidet auch die Mentalisierungsfähigkeit in der Organisation. Das behindert die Zusammenarbeit und begrenzt die Kreativität und Behandlungsqualität, wenn es bei Patienten und Patientinnen um deren Mentalisierungsförderung geht.

Teams können am kreativsten sein, wenn sie gefordert sind, ohne sich völlig *über*fordert zu fühlen, und wenn sie den offenen und fortgesetzten Austausch verschiedener Perspektiven pflegen. Wichtig ist es, unter sicheren Rahmenbedingungen zu arbeiten bzw. unter unsicheren äußeren Bedingungen zumindest gemeinsame Ziele oder eine verbindende Teamkultur zu vertreten und zu erarbeiten (dazu Bolm 2021 a, S. 171).

BEISPIEL

Assistenzarzt: »Ich habe heute drei Aufnahmen und auch noch Briefe zu schreiben. Können wir die Fallbesprechung heute nicht einmal ausfallen lassen.«

Krankenpflegerin: »Das wäre vernünftig, die Aufnahmen halten uns auch in Atem. Und es gibt zwei sehr schwierige Patienten, die uns sehr zu schaffen machen, die brauchen so viel Zeit, die wir gar nicht haben.« *Sie diskutieren noch ein bisschen weiter mit den anderen im Team.*

Oberarzt: »Ich hab's mir überlegt. Die Besprechung lassen wir nicht ausfallen, auch in Ihrem Interesse. Gerade wenn es eng ist, brauchen wir die gemeinsame Zeit, um unsere Behandlungen aufeinander abzustimmen und uns gegenseitig zu helfen. Letztlich sparen wir dadurch Zeit und Kraft, davon bin ich überzeugt. Zur Entlastung kann ich davor noch die körperliche Untersuchung bei einer von den Neuaufnahmen übernehmen.«

Krankenpflegerin, *unwillig:* »Und was meinst du dazu?«

Pflegerische Stationsleiterin: »Ich bin der gleichen Meinung. Seit einer Woche geht es in jeder Besprechung immer nur um die gleichen beiden Patienten, die anderen kommen zu kurz, und unser Team ist auch mit den Nerven am Ende. Wir brauchen den Austausch, wir müssen besser verstehen, was so schwierig ist, und wir brauchen eine gemeinsame Strategie mit den anderen Berufsgruppen.«

Mentalisierungsförderung verändert die Kultur des Umgangs von Menschen miteinander. Das gilt besonders für Situationen, die mit affektiver Überflutung oder mit dem Funktionieren unter Abspaltung von Denken und Fühlen einhergehen.

Kreativen Teams ist wichtig, offen zu bleiben für die Vielfältigkeit und Komplexität der Realität. Das ist der Nährboden der Wertschätzung von Nichtwissen, Neugier auf und Staunen über Verschiedenheit. Statt aus Angst vor einem Scheitern, einer Blamage oder einer Strafe nur noch im Äquivalenz- oder Als-ob-Modus zu funktionieren, kann mit eigenen Mentalisierungsschwächen »sportlich« und humorvoll umgegangen werden.

Psychiatrische und psychosomatische Teams in unstrukturierter, rahmenarmer Umgebung oder mit unklarer, nicht tragender Leitungsstruktur versuchen manchmal, die Rollen umzukehren: Dann wird aus eigener Hilflosigkeit heraus sehr viel mehr Sicherheit und Klarheit von den Patienten verlangt, als es diesen möglich ist. Daran lassen sich dann pseudotherapeutische Anforderungen festmachen, die nur noch einen Ausweg suggerieren: Patienten, die dies nicht leisten können, sollen weg!

Andere latent instabile Teams suchen sich vielleicht Behandlungskonzepte, die einen leichten, schnellen Weg versprechen. Was und wer nicht zum Konzept passt, wird ausgeschlossen.

BEISPIEL

Krankenpfleger 1: »Herr A. ist heute wieder nicht aufgestanden und auch nicht zum Frühstück erschienen. Es nervt, immer eine Extrawurst, und das dauert! Gestern hatte er einen guten Tag, heute geht wieder gar nichts, da ist kein Land in Sicht.«

Krankenpflegerin 1: »Was sagt er selbst denn dazu?«

Krankenpfleger 1: »Nichts. Er begrüßt mich, wir reden ein paar Worte übers Wetter, aber warum es ihm mal schlecht und mal gut geht – dazu kein Wort von ihm, selbst wenn ich direkt nachfrage.«

Krankenpfleger 2: »Ich weiß nicht, was er eigentlich auf unserer Station will. Er soll endlich mal klar sagen, was seine Therapieziele sind. Wenn er nicht will, hat er hier nichts zu suchen!«

Krankenpfleger 1: »Ich weiß jedenfalls nicht, was ich mit ihm anfangen soll, und von den Ärzten kommt ja auch nichts Gescheites.«

Krankenpflegerin 2: »Habt ihr euch mal überlegt, wie es Herrn A. hier wohl geht? Ich stelle mir das gerade mal so vor: Du kommst mit einer schweren Depression auf eine Station, weil du im Leben nicht weiterweißt, du weißt nicht, ob es dir morgen mal etwas besser geht oder wieder richtig schlecht, und du bekommst vor lauter Grübeln und Hoffnungslosigkeit auch keinen klaren Gedanken, wie es irgendwie weitergehen kann. Den Pflegern willst du auch nicht zur Last fallen, die gucken schon immer so gestresst und genervt, weil sie nicht wissen, was sie mit dir anfangen sollen. Das ist doch schrecklich, oder?«

Krankenpfleger 1: »Na ja, stimmt schon. Aber dann soll er wenigstens klar sagen, was er will!«

Krankenpfleger 2: »Denkst du, dass Herr A. das kann in seinem Zustand?«

Krankenpfleger 3: »Da muss ich dir recht geben, das kann er nicht, sonst hätte er bestimmt schon etwas dazu gesagt. Aber du musst verstehen, dass der Frust auch mal raus muss.«

Krankenpfleger 1: »Tue ich mehr, als du denkst, aber ihr habt mir geholfen, dass ich ein bisschen Abstand zu meinem eigenen Frust mit ihm bekommen habe. Vielleicht ist Herr A. genauso gefrustet über uns wie wir über ihn.«

Mentalisierungsbasierte Therapie fördert die Bindung untereinander und fördert in multiprofessionellen Teams den Austausch auf Augenhöhe, ohne dabei die Unterschiede in Position und Qualifikation zu verwischen. Auf der dadurch entstehenden Vertrauensbasis kann ein offener Austausch auch über Meinungsverschiedenheiten, eigene Grenzen und über das Scheitern gelingen.

BEISPIEL

Mentalisieren über eine mögliche disziplinarische Entlassung

Krankenpflegerin, *voller Mitleid:* »Aber wir können sie doch nicht einfach so entlassen. Wo soll sie denn hin? Zu Hause hat sie einen Mann, der sie nicht versteht, vielleicht sogar schlägt. Eine gute Freundin gibt's nicht. Ins Frauenhaus will sie nicht. Sie will hierbleiben und hat auch keine gute Alternative!«

Oberärztin *will streng den Therapierahmen sichern:* »Aber sie hat jetzt zum zweiten Mal eine Grenze überschritten. Erst hat sie abends Alkohol getrunken, das war vor einer Woche, da hat sie schon eine Verwarnung bekommen. Jetzt hat sie einer anderen Patientin gedroht, sie macht sie fertig, wenn sie hier rauskommt. Das können wir nicht einfach so tolerieren.«

Kunsttherapeut, *etwas trotzig:* »Bei mir hat sie immer gut mitgemacht und sich letzte Woche sehr kritisch mit ihrem ersten Regelverstoß auseinandergesetzt. Ich sehe keinen Grund, sie rauszusetzen, es wäre doch eine gute Chance, um an dem Vorfall genauso konstruktiv mit ihr zu arbeiten.«

Krankenpfleger, *empört:* »Aber wir können doch nicht zulassen, dass andere Patienten hier von ihr bedroht werden. Wir müssen doch unsere Station als sicheren Ort erhalten.«

Kunsttherapeut: »Das finde ich auch, aber wir müssen sie doch nicht gleich raussetzen.«

Pflegeleitung *regt Perspektivwechsel an:* »Was meint ihr denn, wie die Patientin darüber denkt? Habt ihr sie schon mal dazu befragt?«

Assistenzarzt *legt Wert auf eine gemeinsame Linie im Team:* »Nein, dazu kam ich bisher nicht, ich wollte erst mit dem ganzen Team darüber sprechen. Habt ihr denn dazu Einfälle?«

Kunsttherapeut, *empathisch:* »So wie ich sie kenne, würde sie sich durch einen Rausschmiss bestätigt fühlen. Ich glaube, sie denkt: Keiner glaubt mir, dass die andere angefangen hat, keiner mag mich, ich bin nicht auszuhalten, ich habe wieder alles falsch gemacht, also muss natürlich ich gehen und nicht die andere!«

Assistenzarzt: »Das will ich nicht auch noch mit einem Rausschmiss verstärken! Aber wie wir auch entscheiden, wir machen es immer falsch!«

Oberärztin: »Aber das ist doch genau das Denkmuster der Patientin. Entweder – oder, alles oder nichts! Gibt es denn nicht noch irgendetwas dazwischen?«

Krankenpfleger: »Wir haben doch letztes Jahr diesem stark kiffenden jungen Mann ein Time-out verordnet. Er musste gleich seine Sachen packen und die Station verlassen, nachdem wir das positive Testergebnis bekamen. Während des Time-outs hatte er insgesamt zwei ambulante Gespräche mit Ihnen *(schaut die Oberärztin an)* und wurde dabei auch auf Drogen getestet. Sie haben dann mit ihm zusammen entschieden, dass er wiederkommt, wenn die Tests negativ ausfallen.«

Kunsttherapeut: »Stimmt, und als er dann nach sechs Wochen wiederkam, war es ein viel besseres Arbeiten mit ihm.«

Oberärztin: »Was ich gehört habe, überzeugt mich. Ich gebe es zu, am Anfang habe ich die Argumente, die für Weitermachen sprechen, gar nicht mehr gesehen. Aber jetzt denke ich auch, dass unsere Patientin eine zweite Chance verdient hat. Als Zäsur schlage ich vor, dass wir sie zwei Wochen lang ab sofort quasi beurlauben. Und dann bieten wir ihr an, dass zwei von uns mit zwei unterschiedlichen Meinungen zu dem Thema ein ambulantes Gespräch mit ihr führen, um ihre Gedanken zu der Drohung und über einen möglichen Wiedereinstieg zu prüfen. Ich schlage vor, dass ich es zusammen mit dem Kollegen aus der Kunsttherapie mache. Was halten Sie davon?«

Kunsttherapeut: »Ich wünsche mir als Ergänzung, dass wir sie an einem Teil der Entscheidungen beteiligen. Dass es so nicht weitergeht und mindestens eine Zäsur braucht, ist klar, aber wie lang eine sinnvolle Pause ist und ob oder in welcher Form eine ambulante Überbrückung zur Klärung vereinbart wird, dafür könnte sie doch Mitverantwortung übernehmen. So wie ich sie einschätze, könnte dieser Weg ihr eine Balance ermöglichen zwischen der Anerkennung, dass wir eine Grenze setzen müssen, und der Erkenntnis, dass es um ihre und nicht um unsere Therapie geht.«

Was in diesem Team gelungen ist, kennzeichnet das Mentalisieren im Team: Verschiedene Gefühle, Meinungen und Strategien können zusammenkommen, ohne dass es sofort um »richtig« oder »falsch« geht. Selbstverständlich erfordern viele Behandlungssituationen im Team eine Einigung über eine gemeinsame Haltung und Vorgehensweise. Doch jede der verschiedenen Perspektiven hat seinen fachlichen und individuellen Hintergrund und wird erst einmal gehört.

Anders als bei der Durchsetzung schneller Top-down-Entscheidungen oder dominierender Meinungen vonseiten argumentationsstarker

Kolleginnen und Kollegen erlaubt das Mentalisieren dem Team, viele Aspekte zu berücksichtigen, die für die Behandlung wichtig sein können. Das betrifft sowohl das empathische Verständnis für die verschiedenen Seiten einer Patientin als auch die Gegenübertragung von Mitarbeitern. Jedes Teammitglied hat dafür eigene fachliche und persönliche Aspekte einzubringen, und auch die Entscheidungsbefugnisse und -spielräume sind verschieden. Ist das Team gewohnt, in dieser Art zu denken und zu handeln, dann akzeptieren die Mitglieder meist auch leichter, dass im Notfall mit starkem Handlungsdruck die Grenzen multiperspektivischer Diskussionen erreicht sind und sich die Entscheidungsverantwortung auf eine oder wenige Personen konzentriert. Es besteht aber die Gewissheit, nach der Krise wieder zu einem differenzierten gemeinsamen Verstehen und Handeln zurückzufinden.

In einer vom Mentalisierungsansatz geprägten Institution entstehen Sicherheit und Teambindung nicht durch eine diktierte Corporate Identity, eine pseudoharmonisierende Gleichmacherei oder Konfliktvermeidung, sondern durch das Gelingen des gemeinsamen mentalisierenden Prozesses.

Mentalisieren: Neugierig und auf Augenhöhe bleiben

Wenn psychiatrisch und psychosomatisch Tätige mit stressigen beruflichen Herausforderungen besser umgehen wollen, benötigen sie Mut und Entschiedenheit, um sich genügend Zeit und Raum für eine differenzierte, mentalisierende Betrachtung der Patientinnen und Patienten zu nehmen. Das kann nicht oft genug betont werden und gilt besonders in Zeiten knapper Ressourcen und krisenhafter Zuspitzungen.

Damit Mitarbeitende sich ein hilfreiches Gesamtbild machen und damit ihre Behandlungen verbessern können, ist ein Abschied von einer Haltung nötig, die von außen genau weiß, was für einen Patienten gut ist. Denn wir Menschen sind nun mal verschieden, weshalb ich nicht unbedingt von mir auf andere schließen kann. Therapie auf Augenhöhe heißt, nicht besserwissend *über* Patientinnen und Patienten, sondern *mit ihnen* zu reden und zu forschen. Wir ermutigen sie dazu, ihre eigenen Sicht- und Verhaltensweisen kennenzulernen und weiterzuentwickeln.

Zu diesem mentalisierenden Dialog gehört für psychiatrisch Tätige neben Empathie für das Gegenüber auch der Mut, in sich selbst hineinzuhorchen. Das Risiko und zugleich die Chance bestehen, das Bild von sich selbst im Dialog mit Patientinnen und Kollegen möglicherweise zu hinterfragen. Für einige ist dies selbstverständlich, jedoch gehört es nicht zur Sozialisation aller in der Psychiatrie tätigen Berufsgruppen. Für alle müssen ein Raum und ein Klima zum Mentalisieren geschaffen werden. Das funktioniert nur nachhaltig mit dem Rückhalt durch die Leitung einer Organisation. Und die fragt nach dem Nutzen.

Mentalisieren lohnt sich! Der Mentalisierungsansatz hilft Menschen mit sehr komplexen und schweren psychischen und psychosomatischen

Erkrankungen, die hochaufwendig zu behandeln sind, aber auch solchen mit leichteren Störungen. Der Verzicht auf eine wissende Haltung entlastet Behandelnde und verlebendigt und vertieft den therapeutischen Dialog. Dieser Effekt des Mentalisierens zeigt sich ebenfalls im multiprofessionellen Team. Miteinander zu angemessenen Haltungen und erfolgreichen Strategien zu kommen, macht zufrieden und erhält die eigene Neugier und Kreativität.

Ausgewählte Literatur

Allen, J. G.; Lemma, A.; Fonagy, P. (2012): Trauma. In: Bateman, A.; Fonagy, P. (Hg.): Handbook of mentalizing in mental health practice. Arlington: American Psychiatric Publishing, Inc., S. 419–444.

Althoff, M.-L. (2017): Macht und Ohnmacht mentalisieren. Berlin, Heidelberg: Springer.

Baron-Cohen, S.; Leslie, A. M.; Frith, U. (1985): Does the autistic child have a »theory of mind«? In: *Cognition,* 21, S. 37–46.

Bateman, A.; Fonagy, P. (2008): Psychotherapie der Borderline-Persönlichkeitsstörung. Ein mentalisierungsgestütztes Behandlungskonzept. Gießen: Psychosozial-Verlag.

Bateman, A.; Fonagy, P. (Hg.) (2012 a): Handbook of mentalizing in mental health practice. Arlington: American Psychiatric Publishing, Inc.

Bateman, A.; Fonagy, P. (2012 b): Borderline Personality Disorder. In: Bateman, A.; Fonagy, P. (Hg.): Handbook of mentalizing in mental health practice. Arlington: American Psychiatric Publishing, Inc., S. 273–288.

Bateman, A.; Fonagy, P. (2012 c): Antisocial Personality Disorder. In: Bateman, A.; Fonagy, P. (Hg.): Handbook of mentalizing in mental health practice. Arlington: American Psychiatric Publishing, Inc., S. 289–308.

Bolm, T. (2005): Psychoanalytisch orientierte Gruppentherapie in der Psychiatrie – Praxis und Perspektive des Göttinger Modells. In: *Gruppenpsychotherapie und Gruppendynamik,* 41, S. 176–192.

Bolm, T. (2007 a): Mentalization-based Treatment. Eine wirksame Behandlungsmethode bei Borderline-Persönlichkeitsstörungen und chronifizierten Traumafolgeerkrankungen. In: *Psychotherapie im Dialog,* S. 341.

Bolm, T. (2007 b): Mentalization-based Treatment in der Gruppenbehandlung schwerer Persönlichkeitsstörungen und Traumafolgeerkrankungen. In: Kokai, J.; Mattke, D. (Hg.): Entwicklungen in der klinischen Gruppenpsychotherapie. Opladen: Budrich, S. 69–79.

Bolm, T. (2008): Mentalization-based Treatment in der stationären und ambulanten Gruppenpsychotherapie. In: Hirsch, M. (Hg.): Die Gruppe als Container. Göttingen: Vandenhoeck & Ruprecht, S. 144–167.

Bolm, T. (2009 a): Mentalisierungsbasierte Therapie (MBT) für Borderline-Persönlichkeitsstörungen und chronifizierte Traumafolgen. Köln: Deutscher Ärzteverlag.

Bolm, T. (2009 b): Mentalisierungsbasierte Therapie als Gruppenpsychotherapie. In: *Persönlichkeitsstörungen,* 13, S. 94–103.

Bolm, T. (2010 a): Mentalisierungsdefizite und ihre Behandlung bei verschiedenen psychischen Störungen: What works for whom? In: *Psychodynamische Psychotherapie,* 9, 4, S. 205–215.

Bolm, T. (2010 b): Mentalisierungsförderung. Wie viel Bindungserleben hilft welchem Patienten weiter? In: *Psychotherapeut,* 55, S. 335–338.

Bolm, T. (2012): Mentalisierungsbasierte Therapie (MBT). In: Spitzer, C.; Grabe, H. (Hg.): Kindesmisshandlung. Psychische und körperliche Folgen im Erwachsenenalter. Stuttgart: Kohlhammer, S. 286–295.

Bolm, T. (2014 a): Mentalisieren fördern und aufrechterhalten. In: Staats, H.; Dally, A.; Bolm, T. (Hg.): Gruppenpsychotherapie und Gruppenanalyse. Ein Lehr- und Lernbuch für Klinik und Praxis. Göttingen: Vandenhoeck & Ruprecht, S. 179–184.

Bolm, T. (2014 b): Komplex traumatisierte Patienten in der Gruppenpsychotherapie. In: Staats, H.; Dally, A.; Bolm, T. (Hg.): Gruppenpsychotherapie und Gruppenanalyse. Ein Lehr- und Lernbuch für Klinik und Praxis. Göttingen: Vandenhoeck & Ruprecht, S. 306–314.

Bolm, T. (2015): Mentalisierungsbasierte Gruppentherapie. In: *Zeitschrift für Individualpsychologie,* 41, S. 33–46.

Bolm, T. (2021 a): Mentalisierungsbasierte Therapie. München: Reinhardt Verlag.

Bolm, T. (2021 b): Mentalisierungsbasierte Therapie für Patienten mit narzisstischer Persönlichkeitsstörung. In: Doering, S.; Hartmann, P.; Kernberg, O. (Hg.): Narzissmus. Stuttgart: Schattauer, S. 658–678.

Bolm, T.; Schöps, A.; Bohlender, K.; Döderlein, R.; Lepack, S.; Obeth, M.; Schuler, N.; Zumbruch, A.; Weimer, B.; Rogen, L.; Randow, C. v.; Dorn, K.; Brandenburg, V.; Herzog, T. (2006): Mentalization-based Treatment (MBT) für schwere Persönlichkeitsstörungen und Traumafolgeerkrankungen. Erste Erfahrungen im deutschsprachigen Vollversorgungskontext. Poster, DKPM-Jahrestagung, Magdeburg.

Brent, B. K.; Holt, D. J.; Keshavan, M. S.; Seidman, L. J.; Fonagy, P. (2014): Mentalization-based treatment for psychosis: Linking an attachment-based model to the psychotherapy for impaired mental state understanding in people with psychotic disorders. In: *Israel Journal of Psychiatry and Related Sciences,* 51, 1, S. 17–24.

DGKJP e. V. (Hg.) (2017): S3-Leitlinie ADHS. Version 1.0 vom 02.05.2017, verfügbar unter: https://www.awmf.org/leitlinien (24.01.2024).

DGPPN e. V. (Hg.) (2022): S3-Leitlinie Borderline-Persönlichkeitsstörung. Version 2.0 vom 14.11.2022, verfügbar unter: https://www.awmf.org/leitlinien (24.01.2024).
Diez Grieser, M. T. (2022): Mentalisieren bei Traumatisierungen. Stuttgart: Klett-Cotta.
Dörner, K.; Plog, U. (1978): Irren ist menschlich. Erstauflage. Bonn: Psychiatrie Verlag.
Dörner, K.; Plog, U.; Bock, T.; Brieger, P.; Heinz, A.; Wendt, F. (Hg.) (2017): Irren ist menschlich. Lehrbuch für Psychiatrie und Psychotherapie. 24., vollständig überarbeitete Auflage. Köln: Psychiatrie Verlag.
Euler, S. (2021): Mentalisieren bei Persönlichkeitsstörungen. Stuttgart: Klett-Cotta.
Felsberger, H. (2021): Mentalisieren bei Psychosen. Stuttgart: Klett-Cotta.
Fonagy, P.; Allison, E. (2014): The role of mentalizing and epistemic trust in the therapeutic relationship. In: *Psychotherapy (Chic.),* 51, 3, S. 372–380.
Fonagy, P.; Jurist, E.; Gergely, G.; Target, M. (2002): Affect regulation, mentalization, and the development of the self. New York: Other Press.
Fonagy, P.; Target, M. (1996): Playing with reality: I. Theory of mind and the normal development of psychic reality. In: *International Journal of Psychoanalysis,* 77, S. 217–233.
Fonagy, P.; Target, M. (2007): Playing with reality: IV. A theory of external reality rooted in intersubjectivity. In: *International Journal of Psychoanalysis,* 88, S. 917–937.
Holmes, J. (2006): John Bowlby und die Bindungstheorie. München: Reinhardt Verlag.
Karterud, S.; Bateman, A. (2012): Group Therapy Techniques. In: Bateman, A.; Fonagy, P. (Hg.): Handbook of mentalizing in mental health practice. Arlington: American Psychiatric Publishing, Inc., S. 81–105.
Kirsch, H.; Brockmann, J.; Taubner, S. (2016): Praxis des Mentalisierens. Stuttgart: Klett-Cotta.
Luyten, P.; Fonagy, P.; Lemma, A.; Target, M. (2012 a): Depression. In: Bateman, A.; Fonagy, P. (Hg.): Handbook of mentalizing in mental health practice. Arlington: American Psychiatric Publishing, Inc., S. 385–417.
Luyten, P.; Houdenhove, B. v.; Lemma, A.; Target, M.; Fonagy, P. (2012 b): A mentalization-based approach to the understanding and treatment of functional somatic disorders. In: *Psychoanalytic Psychotherapy,* 26, S. 121–140.
Meier, A. F.; Zeeck, A.; Taubner, S.; Gablonski, T.; Lau, I.; Preiter, R.;

Gläser, H.; Zipfel, S.; Herzog, W.; Wild, B.; Friederich, H.-C.; Resmark, G.; Giel, K.; Teufel, M.; Burgmer, M.; Dinkel, A.; Herpertz, S.; Löwe, B.; Tagay, S.; Wietersheim, J. v.; De Zwaan, M.; Hartmann, A. (2023): Mentalization-enhancing therapeutic interventions in the psychotherapy of anorexia nervosa: An analysis of use and influence on patients' mentalizing capacity. In: *Psychotherapy Research,* 33, 5, S. 595–607. DOI: 10.1080/10503307.2022.2146542.

Mick, E.; Faraone, S. V. (2008): Genetics of attention deficit hyperactivity disorder. In: *Child and Adolescent Psychiatric Clinics of North America,* 17, 2, S. 261–284, vii–viii.

Morken, K. T. E.; Øvrebø, M.; Klippenberg, C.; Morvik, T.; Lied Gikling, E. (2022): Antisocial personality disorder in group therapy, kindling pro-sociality, and mentalizing. In: *Research in Psychotherapy: Psychopathology, Process and Outcome,* 25, 3, S. 299–313. DOI: 10.4081/ripppo.2022.649.

Nigro, G.; Matarazzo, O.; Ciccarelli, M.; D'Olimpio, F.; Cosenza, M. (2019): To chase or not to chase: A study on the role of mentalization and alcohol consumption in chasing behavior. In: *Journal of Behavioral Addictions,* 8, 4, S. 743–753.

Nolte, T.; Hudac, C.; Mayes, L. C.; Fonagy, P.; Blatt, S. J.; Pelphrey, K. (2010): The Effect of Attachment-Related Stress on the Capacity to Mentalize: An fMRI Investigation of the Biobehavioral Switch Model. In: *The Journal of the American Psychoanalytic Association,* 58, S. 566–573.

Philips, B.; Kahn, U.; Bateman, A. W. (2012): Drug Addiction. In: Bateman, A.; Fonagy, P. (Hg.): Handbook of mentalizing in mental health practice. Arlington: American Psychiatric Publishing, Inc., S. 445–461.

Schultz-Venrath, U. (2021): Mentalisieren des Körpers. Stuttgart: Klett-Cotta.

Schultz-Venrath, U. (2022): Lehrbuch Mentalisieren. Stuttgart: Klett-Cotta.

Schultz-Venrath, U.; Felsberger, H. (2016): Mentalisieren in Gruppen. Stuttgart: Klett-Cotta.

Skårderud, F. (2007): Eating one's words, part II: the embodied mind and reflective function in anorexia nervosa – theory. In: *European Eating Disorders Review,* 15, 4, S. 243–252.

Skårderud, F.; Fonagy, P. (2012): In: Bateman, A.; Fonagy, P. (Hg.): Handbook of mentalizing in mental health practice. Arlington: American Psychiatric Publishing, Inc., S. 347–383.

Staats, H.; Dally, A.; Bolm, T. (Hg.) (2014): Gruppenpsychotherapie und

Gruppenanalyse. Ein Lehr- und Lernbuch für Klinik und Praxis. Göttingen: Vandenhoeck & Ruprecht.
Staun, L. (2017): Mentalisieren bei Depressionen. Stuttgart: Klett-Cotta.
Taubner, S. (2015): Konzept Mentalisieren. Eine Einführung in Forschung und Praxis. Gießen: Psychosozial-Verlag.
Zeeck, A.; Flößer, K.; Euler, S. (2018): Mentalisierungsbasierte Therapie für Essstörungen. In: *Psychotherapeut,* 63, S. 129–134.